患者は知らない
医者の真実

野田 一成

ディスカヴァー
携書
164

はじめに

人は必ず病気になります。健康な人であっても、生涯に一度も医療機関を受診しないで済む人はほとんどいないはずです。たとえ自分は元気でも、家族が病気になれば、いやがおうでも医療にかかわりを持つことになります。

テレビや週刊誌では、健康維持や病気についての特集が頻繁に組まれています。なかには眉唾《まゆつば》ものの内容もありますが、人々の関心が非常に高いため、繰り返し取り上げられます。書店を見れば「名医」や医療機関のランキング本が平積みにされています。インターネットにも情報は氾濫しています。

「がんにならないためには何を食べたらいいの？」
「血圧やコレステロールの異常を改善する方法はある？」
「老化を防ぐためにやってはいけないことは？」

健康にかんする話題は巷《ちまた》にこと欠きません。

健康問題への関心の高さに比例して、医療を見る目も厳しくなっています。

大学病院で起こった手術中の麻酔事故や、腹腔鏡手術後で相次ぐ患者さんの死亡が報道されたときには、医師や医療機関の責任が厳しく追及されました。また、タレント医師と暴力団がかかわった診療報酬不正請求事件では、医療費が保険料や公費を財源としているだけに、人々の強い怒りを買いました。

何を隠そう、私が医師を目指したのは、「医療不信」という、一般の医師たちから見るとじつに不思議な動機からでした。当時、私はＮＨＫの記者として、事件や事故の取材に明け暮れていました。私の専門は贈収賄や暴力団がかかわる事件など、医療問題とはほど遠いものでしたが、ときには弁護士や裁判の取材を通じて、医療問題に接する機会がありました。

記者の立場から見た医療界は、専門性を壁として外部の目をシャットアウトする、閉鎖的な魑魅《ちみ》魍魎《もうりょう》の世界と映りました。以前から医療に関心があった私は、いつしか自分が医師となって、自分の理想とする医療を手がけてみたいと思うようになり、記者を辞めました。

編入学した医学部では、素晴らしい同級生に助けられながら医学を学べた一方で、大学病院の窮屈なまでの縦社会や、患者の気持ちよりも教授の顔色をうかがう医師を目のあたりにし、失望も覚えました。

記者時代に感じていた医療の負の側面は、やはり本物だったのかと、暗い気持ちにもなりました。

自分自身が記者を辞めたことを納得できるようになったのは、医学部を卒業して医師として働きはじめた後のことです。

当直や緊急の呼び出しで疲れているにもかかわらず、昼夜を問わず運び込まれる急患を診察し続ける医師たち。ときにモンスターといわれる親を相手にしながら、泣き叫ぶ幼児を診察する小児科医。恵まれているとはいえない労働環境のなかで、少しでも自分の理想を追求しようと、日々奮闘している医師たちが大勢いることを知りました。

少しでも健康でいたいと願う患者さんと、人の病気を治療したいと考える医師。

本来「相思相愛」であるべき両者ならば、ともに協力して、より良い医療を目指すことができるはずです。しかし実際には、患者さんは医師を心から信頼、信用できる相手とは感じることができないでいます。一方、医師の側も、一生懸命治療に向き合おうとしても報われない、患者さんから理解してもらえないという悩みを抱えています。

これはたいへん不幸なことだと思います。

患者さんと医師の関係以外にも、さまざまな問題があります。

国民皆保険は日本が誇ることのできる医療制度ですが、医療費が年々増加するなか、今後も制度を継続するための財源をどう確保するのか難しい問題となっています。高齢化にともない、救急車の出動件数が増えたことで、救急車が患者さんを乗せて病院に到着するまでの時間は過去最長になりました。アジア各国の医療水準は上昇を続けており、タイやシンガポールの病院のなかには、その質や規模が日本を凌駕する病院が次々と出現しています。もはや日本の医療がアジアをリードしている状態でなく、さらに走り続けなければ先頭集団にすらいられなくなる日が来るかもしれません。

こうした医療状況のなかで、より良い医療を受けたいという患者さんと、理想の医療を目指して奮闘している医師との間の「溝」を、少しでも埋めることができないだろうか、そういう思いで、私は本書を上梓しました。

患者さんの、医療に対する不満や不安は尽きないかもしれません。しかし、粗《あら》探しをし、重箱の隅をつついて医療批判を繰り返していても、状況が改善するとはとても思えません。これでは、揚げ足とりに終始して政策論争を置き去りにしている昨今の政治と変わりないからです。

患者さんと医師（あるいは医療サイド）双方が抱える「わだかまり」の正体を、少しでも明らかにして、それを克服するためにはどうすべきなのか、ともに考えたいと思います。

報道記者時代は、批判的な視点ばかりで斬ることの多かった医療問題を、批判を受けたり矢面に立たされたりする医師の立場となって見つめ直すことができたのは、現在も、医療に携わる私にとっては非常に意義のあることだと感じています。

本書の第1章は、医師の忙しい生活の紹介からスタートしますが、日々全力疾走で医療に従事していると、自分の周囲に発生した小さな問題ばかりが目に止まり、全体を俯瞰《ふかん》することができなくなります。
厳しい現場で働く医師たちもまた、一度は立ち止まって、自分の軌跡を振り返り、患者さんにとってのより良い医療について考えるべきなのだと思います。
患者さんもまた、たとえば医師や医療機関に腹が立ったときに、怒りの直接の原因ばかりに気持ちを奪われないで、「医者はわざわざ怒らせたかったわけではなく、そうしなければならなかった大きな原因があるのかもしれない」、そんなふうに考えてみていただければと思います。

医師と患者さんが相互に理解し、近づき合うことが、より良い医療に近づく一歩になるということを、本書を通じて、読者のみなさんにお伝えできれば幸いです。

２０１６年４月　野田　一成

患者は知らない　医者の真実

目次

第1章　医者とは、どういう人間なのか？

第2章　上手な医者へのかかり方

第3章　「名医」とは、いったいどんな医者なのか？

第4章　その検査、治療、薬は本当に必要か？

第1章

医者とは、どういう人間なのか？

なぜ大病院では時間通りに診てくれないのか？
勤務医の多忙な生活

午前7時、3階の医局で白衣に着替えて階段を上り、5階の呼吸器科病棟に歩いて行く間が1日のなかでもっとも緊張する時間です。階段を上り終えると目の前にナースステーションがあります。朝は、当直明けの看護師が患者さんの体温や血圧を測るために病棟で忙しく駆けまわっています。にもかかわらず「先生、待っていました」と看護師が駆け寄ってきたとき、私の緊張はさらに高まります。私の担当する患者さんに何か都合の悪いことが起きていることを意味しているからです。

東京都内の公立病院に勤務していた頃、私は、15人から20人程度の患者さんを病棟で受け持っていました。がんや肺炎の患者さんです。私の病院は臨床研修指定病院といい、研修医を育てる病院でもありましたので、医学部を卒業したばかりの研修医とともに患者さんを診察します。朝一番に病棟の状況を把握することは彼らの使命です。彼らにはできるだけ患者さんと密に接してもらい、患者さんの病状だけでなく、悩みや葛藤を共有してほしいと考えています。私は彼らを指導する立場でしたが、患者さんに接する時間は研修医に負けないぐらい確保するという意気込みでいました。

しかし、経験を積んだ医師にとってこれはけっこう難しいのです。外来や救急対応、院内で組織されたさまざまな委員会への出席などで、次々と時間が忙殺されていきます。かといって、文字通り研修中の新人医師たちにすべてを任せるわけにはいきません。したがって朝外来が始まるまでの時間が貴重なのです。

入院患者の対処を終えて、やっと1日の外来診療が始まる

ある日の朝、看護師から、「肺がんで入院していたAさんに血痰が見られました」「がんの化学療法をしているBさんに熱があります」と二つの問題を報告されました。これらは、すぐに対処が必要な問題です。さらに、「夜間に入院したCさんという患者さんが重篤なので、すぐ診てほしいと当直医から申し送りを受けています」と新規の患者さんの診察も依頼されました。

このような場合、毎朝行っているルーティーンワークは後まわしです。痰に血が混じっていたAさんの容態は幸い安定していましたので、その日の午後に気管支鏡という内視鏡で検査を行う手はずを整えました。パソコンで検査をオーダーし、検査に備え昼食の提供をいったん止めるよう栄養科に依頼しました。発熱のあるBさんには感染症の有無を調べるため急遽レントゲン検査と血液・尿検査を行うこととし、看護師に指示を出しました。

新しく入院したCさんは、寝たきりで肺炎を繰り返している高齢の男性でした。どれだけ大量の酸素を吸っても、血液のなかの酸素濃度はあがりません。入院の際に撮影されたレントゲン写真を見ると理由がわかりました。両肺が真っ白で、重症の肺炎だったのです。最期を迎えるのは時間の問題だと考えられました。

入院に必要な洗面用具や保険証などを準備するためいったん帰宅した家族に電話をし、専門的立場から再度病状を説明したいので朝一番で病院にきてほしいとお願いしました。幸い家族の自宅は病院近隣で、娘夫婦がすぐに来院されました。

私は、「これまで入退院を繰り返してきたが、今回はもっとも病状が重い。助からない可能性がある」と告げました。これ以上病状が悪化した場合は、本人の負担となる医療行為は行わないほうが良いのではないか。すなわち、たとえ心臓が止まりそうになっても人工呼吸器をつけたり心臓マッサージを行ったりという救命処置は行わないほうが良いという、医療者としての意見を伝えました。ご家族も私の考えに賛同され、家族全員で看取るために4人部屋から個室に移ることになりました。

看護師と協力してCさんのベッドを個室に移動させたところで午前8時、病棟は朝食の時間帯です。患者さんにとって食事は入院中の唯一の楽しみといっても過言ではありません。このため、私は緊急時を除いて食事中には患者さんのもとに行かないことにしています。夜勤の看護師がコンピュータに入力した入院患者全員の体温や血圧をチェック、さらに看護記録に目を通し、食事が終わりひと息ついた患者さんから駆け足で回診を行います。

医者不足のところへ集中する患者、大病院では時間通りの診療は困難

外来が始まる8時半になりました。一緒に回診していた研修医に、その日に行うべきことを記したメモを渡して指示を出し、外来に急ぎます。外来の診療枠はほとんどが予約で

埋まっているのですが、近隣のクリニックから紹介状を持参して来院する患者さんや当日突然受診する患者さんもいるため、診療スケジュールは次第に遅延していきます。

予約時間をすぎてもよばれない患者さんは次第に苛立ってきているのですが、その対応を受付の事務員や看護師が担当してくれています。医師の数が十分でないこと、もしくは大病院を受診する必要のない患者さんも大病院に集中することが、患者さんを長時間待たせてしまうことの一因であると思います。医師の頑張りと患者さんの忍耐がギリギリのバランスを取ることで、こうした診療がなんとか成り立っているのが現状です。

診察室に入ってきた患者さんに医師からもう一度遅れた理由を説明して頭を下げ、診察を始めます。午前10時半、病棟から電話が入りました。私が長らく診療していた進行肺がんの患者さんの心拍が止まりそうだとの連絡です。

診療スケジュールはすでに一時間遅れとなっていましたが、ここでいったん診療を中座して5階病棟にあがり、ご家族が見守るなか死亡宣告を行いました。死亡診断書を記載し、1階の外来診療部門に戻ります。結局11時の予約患者さんを診察室によび入れたのが午後1時前になってしまいました。「先生もお腹が空いているのにたいへんですね」と患者さんにいっていただいたのが救いです。

私の場合、平日の外来診療で、昼食を食堂や医局で食べることができるのは、週に一度程度です。また、なんとか外来を抜けることができ職員食堂にたどり着いたとしても、定食がすでに品切れとなっており、コンビニでおにぎりとお茶を買うということもめずらしくありません。私だけではなく、多くの勤務医が似たような状況で診療を行っています。

昼食をかき込み、午後1時半から気管支をファイバースコープで調べる気管支鏡検査。あらかじめ検査予約の入っていた3人に加え、今朝血痰の出た入院患者さんにも検査を行ったため、すべての検査が終了したときには午後4時をまわっていました。その後病棟に戻り、研修医と夕方の回診。面会の時間で患者さんの家族が来院されているため、家族との面談も適宜行わなければなりません。血液検査のデータのコピーを患者さんに手渡し、さらに翌日の検査予定を立てたうえで、患者さんに明日の予定を説明します。

午後5時になると研修医はさまざまなレクチャーを受けるため病棟から姿を消します。その間に彼らの記載した診療録（カルテ）の内容をチェックし、さらに私の記録も追加して記載します。入院患者に明日の点滴や処方を出し終えると午後7時をまわっていました。ここからがやっと自分の時間です。学会発表のためのプレゼンテーション資料を準備したり、論文を読んだりしてすごします。

休暇中の温泉旅行でも、携帯をビニールに包んで入浴

その後午後9時半に病院を出て、自宅に帰ったのは10時半、1日がなんとか終わりました。がんや重症の患者さんを担当しているときは、自宅にいても看護師から相談の電話がかかってくることがよくあります。さらに緊急の場合は病棟に戻らなければならず、深夜でも容赦なく携帯が鳴ります。私は緊急の出勤ができるよう、枕元に着替え一式とカバンをつねに置いており、連絡を受けてから10分以内に自宅を出られるようにしていました。夜間や早朝の電話には慣れていますので、どんなに疲れていてもワンコールで反射的に目が覚めますが、つねに緊張している状態は自分の健康に良いとはいえません。

医師が豊富にいる大学病院や一般病院の一部の診療科では、夜間や休日の呼び出し当番をつくって対応していますが、私の所属する呼吸器科のように慢性的に医師が不足している科では、勤務は決して楽ではありません。公立病院は土曜日曜には外来がありませんが、入院患者さんの診療は欠かせませんので、休日も必ず午前中は出勤していました。同僚に

お願いして土日を利用した一泊の小旅行を計画することもありましたが、旅行中も携帯電話がいつ鳴るか気が気ではなく、温泉に携帯電話をビニールで包んで持ちこんだこともあります。映画館では電話がなったら（もちろんバイブレーターにしています）すぐに退出できるよう、一番端の座席を予約して座っていました。

ひと昔前のビジネスマンのように多忙や不健康を自慢するつもりなど私にはありません。個々人の使命感や義務感を利用した無理のある病院運営は長続きしませんし、医師が疲弊するだけでなく医療事故の温床になることも考えられます。日本では私を滅して社会に貢献することが美化される傾向にありますが、私は、医師にとっても患者さんにとってもむしろ害悪ではないかと思います。

私の科でも、少ないスタッフで当番表をつくり、特別のことがない限りは土曜か日曜日のどちらかは完全に休暇が取れるよう工夫を始めました。しかし、スタッフが異動や退職で1人欠けるとこうした配慮も困難となり、厳しい状態に置かれることになります。緊急性の高い患者さんや重症の患者さんを受け入れる第一線の病院で勤務医である限り、つねに携帯電話の音に緊張する生活を送ることになります。

医学部入学から研修期間「どんな医者になりたいか」がここで決まる

高校を卒業して医学部に入学した学生たちがどのようなバックグラウンドを持っているか、統計学的手法にのっとった正確な調査は調べた限り見当たりません。したがって同期や後輩に接して得られた感覚的情報でお話しするしかありませんが、必ずしも医師を目指していたわけではなく、高校の成績が優秀だったため親や教師からすすめられて医学部を受験したという動機は多いと思います。純粋に生命にかかわる仕事に就きたくて入学した人ばかりではないことは事実です。

人助けをしたいという崇高な意思を持つ人が、もっと入学できるようなればいいのにというのはよく聞く話です。医学にそれほど興味はないが偏差値で医学部を選択した人が、いったいどのような医師になるのか心配になってしまうのも一般的な感覚としては事実でしょう。しかし、人助けをしたいという強い気持ちがあるだけで、実際に人を救うことのできる医師になれるわけでもまたありません。

医学の進歩はめざましく、次々と新しい技術が生まれています。現在普及している治療が、10年後にはまったく別の方法にとって代わられることもめずらしくありません。新しい知見をつねに取り入れるためには、海外の英語論文を読んだり、国際的な学会に出席したりできる英語力を有していることが求められます。また、治療の成果や問題点を洗い出すためには統計学的手法を用いなければならず、数学の知識が必要です。複数の患者さんのデータをつねに頭に入れておく必要もあり、記憶力や情報処理能力も要求されます。

つまり、一定以上の学力や能力がなければ、命を救いたいという強い意思があっても医師として機能しないおそれが高いといえるのです。理想的には強い志望動機を持ち、さらに成績優秀な人材を入学させることができれば良いのかもしれませんが、そう単純ではありません。

医者が「世間知らず」になるのはなぜ？

高校を卒業して入学してきた医学生は、６年間かけて医学部を卒業します。私の卒業した山口大学医学部の場合、入学後の約2年は他学部の学生と同様、山口市にある総合キャンパスで一般教養を習得します。その後、山口市から車で約40分の距離にある工業地帯、宇部市の医学部キャンパスに移り、本格的に医学を習得します。

医学部キャンパスに移ると、医学部の小さな講義棟と実験設備、ほぼ医学関連図書しか蔵書のない図書館と付属病院の建物しかありません。山口大学だけではなく、多くの大学で同じように医学部は他の学部と別の敷地に存在します。教員たちが現役の臨床医であるうえ、学生も大学病院で研修を受けるため、医学部は付属病院に隣接している必要があるためで、やむをえません。

医学生は、入学して他学部の学生とともに学ぶ教養課程の段階から、医学部独自の部活動やサークル活動に加入します。カリキュラムが他の学部とは大きく違ううえ、いずれ別のキャンパスに移動してしまうため、当初から部活やサークルも別になっているのです。

私が（山口大学医学部編入学の前に）高校卒業後に入学した大学は地方国立大学（現・国立大学法人）でしたが、文系理系合わせて9つの学部がありました。他学部の学生と知り合う機会のほとんどは部活やサークル活動でしたが、この状況は現在でも同じでしょう。

他学部の学生と知り合いになることで、互いに影響を受け価値観も変化しますし、自分の知らない世界をのぞき見ることもできます。しかし残念なことに医学部生はそうした機会にほとんど恵まれず、隔離された環境で学生生活を送らざるをえないのです。

また、両親が医師だという医学生が、私の知る限り2、3割はいます。彼らは幼い頃から医師の価値観のもとで育ちます。もちろん、それは悪いこととはいえませんが、彼らは、医学部に入学した後も、他の進路を目指す学生とはほとんど接することがないまま、医師を目指す同期や医師である教員たちと6年間をすごすことになります。つまり、決して多様な価値観に触れる機会が多くはない環境で医師を目指すわけです。

私は記者時代、医師には世間を知らない人が多いのではないかという疑問を持っていましたが、こうした環境はその一因たりえるのかもしれません。

一度社会を経験した学生は、医学部になじまない？

こうした状況に少しでも変化を持たせようと、多様な医師を育てる取り組みが少しずつではありますが広がっています。たとえば私立の東邦大学医学部では1学年から6学年を通して全人的医療教育を行う「人間性教育コース」があり、このなかにはマナー・エチケットの体験学習や看護体験、薬害などについて学ぶ授業が設けられています(1)。また、東海大学では2年次に学外の介護施設・養護施設で1週間の実習(2)を、三重大学医学部では「国際化教育」として6年次に海外臨床実習を行う(3)など、純粋な医学教育以外のカリキュラムを導入する動きもみられます。

別の取り組みとして、医学部学士編入学試験があります。これは、私が医学部に進学する際に利用した制度です。一般大学を卒業した学士を医学部に編入学させるもので、私はこの試験に合格し、山口大学医学部の3年次に編入学しました。現在のところ35校がこの試験を導入していますが、カリキュラムの都合で、現在では2年次への編入が一般的となっており、定員は各校若干名から20人までと狭き門です。

試験内容は、医学部によりかなり異なりますが、ざっくりと分類すると、地域に根ざした医療を行う人材を求めることに重きを置く医学部と、優秀な研究者を育てたい医学部に分かれているようです。前者では英語力や生命科学の知識を問う試験が課され、最終的には面接や経歴も重視して合否を決めており、文系大学出身者も一定数合格する傾向があるようです。後者では、難易度の高い理数系の試験科目を課しており、大学に残り修士課程まで進んで研究に携わる人材を採用したいという意図が見えてきます。

最近は医療技術の向上のため基礎研究を行う医師を増やすことが喫緊の課題とされていますので、優秀な研究者を採用したいという取り組みも理解できます。どちらの意図があろうとも、学士編入学制度は多様な経験や志を持つ医学生を確保できる意味でさらに推進すべきだと私は感じています。

高校を卒業したての若く溌剌《はつらつ》とした学生と、社会経験や研究経験のある学生が交わることで多くの刺激が生まれます。このように高校卒業と学士の2系統を同時に教育するシステムはオーストラリア、イギリスなどで採用されています。しかし学士編入学生の学業成績が低下傾向にあると分析されていること、地域医療への貢献度が低く、ほとんど基礎医学（研究）に進んだ学生がいないなどの批判が大学側から出ており[4]、学士編入学試験枠が、今後大幅に増加する雰囲気は現在のところ感じられません。

一般大学卒業後に医学部に進学するアメリカのメディカルスクールと同じ制度をつくろうという構想もあります。しかし、医師の高齢化につながり研究に支障をきたす、あるいは一般の医学部とメディカルスクールの異なる系統の医師養成課程があることが混乱をきたすなどの反対意見があがっています。どのような制度にも利点と欠点があり、反対意見にもそれなりの理由があるのかもしれません。しかし、私が学士編入学に合格し医学部で学んでいた頃は、一度社会を経験した学生は素直にいうことを聞かないためピラミッド構造の大学病院では教育しにくいと公言する教授もいて、歯がゆい思いもしました。

たんに旧来の制度を維持したいという思惑で反対を唱えているとするなら、たいへん残念かつわが国の将来に不利益なことと思います。医学部の入試制度が多様であれば、得られる人材も多様であると考えるのは、私だけではないでしょう。

「C先生はほとんど患者を診ないのに、教授回診では一番知っている振りをする」

医学部3年生として編入学した当時私は28歳でしたが、医学部の授業はかなり負荷の高いものでした。基礎系といわれる医学の基本を学ぶ授業では、体の骨や神経の名称を英語、ラテン語、日本語で覚える解剖学や、細胞や人体の制御の仕組みを学ぶ生理学、薬の作用を学ぶ薬理学といった授業が行われます。当時の山口大学医学部では、試験はほぼ2週間に一度行われ、前日は徹夜で勉強することもめずらしくありませんでしたが、私より10歳程も若い現役の学生たちが部活やアルバイトをこなしながら軽々と試験に合格していったのには驚いたのと同時に、自分の不甲斐なさを思い知りました。

基礎系のメーンイベントは献体されたご遺体を解剖する実習で、ご遺体を4人組のチームで解剖しました。たんに体にメスを入れるのではなく、教科書を見ながら、今日は首の筋肉、明日はその奥にある神経を探しだすという具合に毎日課題が与えられます。ときには深夜まで部屋に残って仲間と解剖を続けることもありました。

この実習は人体の構造を知るための目的だけではなく、医学の発展のために献体という尊い行為が行われていることに感謝する機会、そして人体の神秘的な様を目のあたりにする機会でもあります。そして多くの学生が医師という職業への覚悟を決めるための儀式でもあると私は考えています。

基礎系の試験に合格し高学年になると、内科や外科、救急といった臨床医学の講義が始ります。ここではがんや糖尿病、心筋梗塞など代表的な疾患の原因や治療について学習するため、ようやく自分たちは医師になるのだという実感が湧いてきます。しばらくすると、医学部付属病院で実際の患者さんを診察しながら学習する「ポリクリ」という臨床実習が行われます。ポリクリとはドイツ語で総合病院という意味を持つ単語のポリクリニックを縮めたもので、学生たちは毎朝ネクタイを締め白衣を着て病棟に向かいます。

学生は実際に患者さんの担当となり、指導医の監督のもと問診や診察を行い、患者さんが治療を受けている疾患について文献等を検索して詳しく調べます。患者さんのほとんどは大学病院が医師の卵を育てる教育病院であることを知っているため、学生に対し比較的優しく接してくれます。学生は患者さんの病気について知識を深めるのですが、毎日病室に通い心が通うようになると、患者さんの身の上話や悩みを聞く機会が増えていきます。

ときには、学生にしか話せないような内容を耳にすることもあります。

「A先生は優しいけど、B先生は怖くて話が聞けない」とか「C先生はほとんど患者を診に来ないのに、教授の回診のときはいつも一番知っている振りをして話しているのよ」など、学生にとって非常に興味深い話であるだけでなく、患者さんはこのように医師を評価しているのだと知り感心することしきりでした。

こうした経験を通して、医学生たちは自分の目標とする医師像を少しずつ築いていきます。じつはこのポリクリ、学生たちにとっては臨床に触れ、きたる医師国家試験に向けてモチベーションをあげる良い機会なですが、同時に大学病院にとってはリクルートの場でもあります。医師たちは、自分の科に関心のある学生を見つけると、「卒業後に自分の科に来ない？」と勧誘してきます。純粋に自分の科に興味を持つ学生に入局してほしいという気持ちもありますし、科の活動を維持し広げていくために新しい入局者を確保するという目的もあります。

学生のなかにも将来進む診療科をこの頃から決めている者もいますので、学生の側から積極的にアピールすることもあります。私はどの科も興味深く、一つの診療科で実習するたびに卒後はその科に就職しようと思ったほどでしたが、当時はそのなかでも救急科に強く惹かれました。結局母校の救急科には進みませんでしたが、現在でも救急医療は私のライフワークの一つであり、これからもつねにかかわり続けようと考えています。

大学病院で見られるピラミッド構造は、医学生時代から形づくられている

病棟実習と並行し、医学生たちは医師国家試験の勉強をしなければなりません。試験はマークシート方式で、毎年2月に3日間の日程で行われます。試験は必修問題100題と、一般問題・実地臨床問題400題で構成されており、3日間で取り組みます。

試験問題の中には、「禁忌問題」といって、患者さんに有害なため絶対に行ってはいけないことが紛れ込んでいます。非常にわかりやすい例をあげると、「心臓を動かすペースメーカーが挿入されている患者さんに画像検査のMRIを行う」という選択肢があります。MRIは強力な磁力を用いた撮影装置なので、ペースメーカーが破壊され患者さんの生命が脅かされます。実際はこのようにやさしい禁忌問題ばかりではありませんが、禁忌問題を3問以上間違えると他の正答率がどれだけ良くても不合格となり、医学生の間では「地雷を踏む」などといわれています。

２０１５年2月に施行された第１０９回医師国家試験の合格率は91・2％。合格率は新卒と既卒でそれぞれ94・5％と57％ですから、懸命に試験勉強に取り組んだ現役の医学部6年生はほぼ合格していることがわかります。しかし、合格率は大学により異なり、国家試験浪人生を除く新卒者で比較すると、千葉大学や鳥取大学など6校は１００％でしたが、もっとも低い久留米大学は81・4％でした。合格率をあげるために、6年生の卒業試験でふるいにかけ、試験成績が一定レベルに達しない学生に国家試験の受験を断念させる大学もあります。この試験対策のほとんどは大手医師国家試験予備校が作成する問題集や模試に頼るところとなります。問題集は1冊1万数千円のものをセットでそろえる必要があり、模試は1回1万5千円前後と、とにかく費用がかさみます。医学生の多くは、数人ごとに勉強会のグループをつくって、難解な問題について相談しあいながら試験に備えています。

また、各学年には国家試験対策委員という委員会が組織されています。通常は、医師国家試験予備校と連絡を取り合い模試の手配を行ったり、国家試験の傾向について情報を同級生に伝達したりする役回りです。6年生が国家試験に臨む際は、下級生の国家試験対策委員がホテルや弁当の手配を行い、試験開催地まで随行するという異常なまでに過保護な援助体制がとられています。

大学病院で見られるピラミッド構造は、医学生時代からすでに形づくられているのだと非常に驚いたのをいまでも覚えています。ピラミッド構造は組織の意思を末端まで伝えることができるという点では優れた組織体系なのかもしれませんが、大学病院では、自由に意見できない若手医師の姿もありました。

こうした構造は、たとえば2014年に報じられた、腹腔鏡を使う肝臓手術を受けた患者さんが相次いで死亡した群馬大学の事例などで、内部でのチェック機構がはたらかない一因になっているのではないかと感じています。ただ、こうした構造は医療界のみではなく、オリンパスや東芝など企業の不祥事案にもあてはまるものでしょう。

卒後いきなり専門教育に進むので、総合的な診療ができない？

ポリクリや医師国家試験の勉強と並行し、もう一つ大切なのは卒後の就職先選びです。以前は大多数が大学病院に残り、それぞれが希望する診療科の医局に就職して医局の管理もとで研修を行ってきました。たとえば医師国家試験に合格したら、A大学の循環器内科に入局。その後大学病院の循環器内科や、関連病院とよばれる交流のある病院に出向するなどして、研鑽を積んでいました。

この制度にはいくつかの利点がありました。まず、若手医師は早い段階から希望する専門分野で研修することができます。駆け出しの頃からそのときどきの最先端医療に触れることができるため、専門家になるための準備が早い段階から可能です。また、医局は交流のある関連病院に医局人事で若手医師を派遣するため、医師の確保が困難な地域の医療機関は、医局とのつながりで人員を確保することができました。

しかし、問題もありました。卒後いきなり専門教育が行われるため、疾患を横断的に診ることのできる総合医としての能力に劣る医師が増えたのです。前述のケースでわかりやすく説明すると、循環器内科の範疇である不整脈や心筋梗塞は診療できますが、頭痛や腹痛の患者については、専門外なのでまったくわからないという具合です。どこの臓器に異常があるかすぐにはわからない症状、たとえば発熱や背部痛などで大病院を受診した場合、さまざまな診療科を次々と受診させられて時間がかかることもあります。患者さんは時間やお金を必要以上に浪費してしまいますし、医療経済上も決して良いとはいえません。

専門外でも初期対応ができる医師を増やそうと始まったのが、２００４年度から必修化された新しい研修医制度です。卒後の2年間は初期研修医という扱いになり、内科や外科、産婦人科など複数の診療科をまわる「スーパーローテート」という方式が取り入れられました。この研修方式は一部の病院ではすでに取り入れられていたのですが、あらゆる研修病院でこのスーパーローテート方式を採用しなければならないことになったのです。

この研修制度は素晴らしいと私は感じていますが、どの診療科でも表面的な研修しかできないため医学生の実習の延長にすぎない、専門家の育成が遅れてしまうといった批判もあります。

医学生と病院が「お見合い」して就職が決まる

このスーパーローテート研修と同時に、研修医がどの病院で研修を受けるかを決める、病院と研修医の組み合わせ制度（マッチング制度）が導入されました。これは就職先を求める学生が志望先医療機関の順位を、また各医療機関が志望してきた学生の順位をそれぞれ提出し、コンピュータでマッチングするといういわばお見合い制度で、一度マッチすれば原則断ることはできません。

医学生は意中の病院を見学したり、夏季休暇を利用して病院に短期研修に赴いたりして、自分を売り込んで上位指名を獲得しなければなりません。医学生、病院とも指名作業を9月に行い、10月には結果が発表されますが、医師国家試験は翌2月に行われ3月に合格発表が行われますから、就職先病院が決まったにもかかわらず医師免許を取得できず、残念な結果となることもあります。

私の場合、研修医教育の長い伝統がある市中病院に行きたいという強い希望があり第一志望でマッチしたのですが、マッチングの結果を知った母校の某教授から「学士入学させてやったのに、大学に残らないとはどういうつもりだ」とひどい嫌がらせを受けました。大学に残ってほしかったという残念な気持ちが感情に出たのだと思いますが、現在ならパワーハラスメントとして懲戒問題に発展する事例です。

医学生生活の後半は、ポリクリ、マッチング、卒業試験、そして国家試験と大きなイベントが続きあっという間にすぎていくのです。

研修医は毎日が全力疾走
体はツライがよろこびは大きい

大学を卒業する医師たちが、どのような病院を選ぶかは、将来目指したい医師像により人それぞれです。将来大学の医局に残り研究や高度医療に携わりたいと考える人は、大学を研修先として選ぶケースが多いと思います。大学では最先端の医療を行っていますので、研修医でありながら高度な技術に触れる機会に恵まれ、難病など一般の病院で扱わない疾患に触れる機会が多いことが利点です。

しかし、大学病院は他の医療機関からの紹介患者が多いという特徴があり、すでに別の医療機関で「診断がついた」患者さんが「治療目的」で大学病院を受診するケースが多く見られます。つまり、診断ではなく治療開始が診療のスタートラインということが多く、何かわからない症状があり、それがどのような病気か診断のために試行錯誤するという過程が、市中の第一線の医療機関にくらべると少ないのです。この点が大学病院で研修を行う弱点だと私は感じています。

また、大学では研修医がいわゆる雑用係として使われる傾向もあります。主体的な治療は中堅以上の医師に委ねられるため、若手医師が活躍できるフィールドは限られます。検査の同意書を患者さんに書いてもらったり、カンファレンスの準備をしたりと、アシスタント的な立場ですごす時間が多くなります。一方、受け持ち患者数は比較的少なく時間がありますので、研究や学会発表の準備などに費やす時間は確保できます。アカデミックな時間をより大切にしたい医師には向いています。

私は、というと逆の選択をしました。選んだのは当時神奈川県茅ヶ崎市にあった茅ヶ崎徳洲会総合病院（現、湘南藤沢徳洲会病院）という市中病院です。徳洲会は２０１４年に組織ぐるみの選挙違反事件が問題化し評判を落としましたが、以前は救急車を24時間断らない救急医療を実践する前衛的病院グループとして名を馳せていました。また、古くから研修医のスーパーローテートシステムを導入し、子どもから大人まで幅広く診療できる医師を養成することを目標としていました。

未熟な研修医に診てもらうのは嫌？
研修医だからこそのメリットもある

　ところで、患者さんは研修医に診察されることをどのように感じるのでしょうか。ぎこちない言動や下手な採血に不安を感じながらも、若手の医師にあたたかく接してくださる患者さんは意外と多いものです。自分が指導医の立場になると、患者さんは研修医を非常によく観察していることがわかります。今回の研修医は若いけどよく話を聞いてくれると褒め言葉をいただくこともありますし、社会人としての態度が十分でないと厳しい評価を受けることもあります。また、わずかですが、未熟な研修医にはできるだけ診てほしくないと考えている人もいると思います。

　もちろん研修医は指導医の監督なしに診療はできません。しかし研修医が診療することで、患者さんにメリットもあると私は考えています。

　研修医というのは、自分で病気を診たい、治療したいという気持ちの強い「青臭い」医師たちです。技術的にはベテラン医師におよばないのは明白ですが、患者さんから何かを感じよう、学び取ろうと思う気持ちは非常に強い。初心者なりに一生懸命患者さんに向き合っていますから、ベテラン医師が気づかないちょっとした病状の変化をときに敏感に感じ取り、それが診断や治療の緒になることもあるのです。

実際に私が指導医のときに経験した例を一つあげましょう。Ａさんという50代の男性が原因不明の発熱で入院してきました。発熱を起こす感染症や悪性疾患はほぼ否定できたのですが、まだ診断の手がかりがつかめずにいました。ある日、１年目の研修医と昼食を食べているとき、彼が何気なくいったのです。「そういえばＡさんに点滴を入れに行ったとき、寝返りを打ったら睾丸に違和感があったといっていました。泌尿器科に診てもらったほうが良いでしょうか」

そのとき私は「他科の診療科に診てもらう前に自分で診察しなさい」と指導的な返答をして聞き流していたのですが、数時間たってふと研修医のひと言が頭をよぎりました。研修医とＡさんのもとに行き睾丸を診察すると、腫れはないものの、触ると軽い痛みがあることがわかりました。睾丸の痛みが出る病気の一つに血管炎という全身の血管に炎症が起こる病気があります。研修医はそのことを知りませんでしたが、研修医から発せられたひと言がきっかけで、私はその患者さんを血管炎の一つである「結節性多発動脈炎」と診断することができました。

その研修医は私のなかでは大人しく目立たない印象だったのですが、彼なりに一生懸命患者さんから情報を得ようと努力していたのだと感心したものです。自分が研修医のときも、指導医には絶対に負けるものかという気持ちでしたが、いまどきの若い研修医もそうした気概を持っていることに気づき、うれしく感じたものでした。

研修医に診察されるのが嫌だという人も、見方を変えると少しは安心できるのではないでしょうか。

名医は学歴で決まる？　博士号は金看板？

全国に医学部医学科は80あり、国立大学法人が42、公立大学が8、私立が29、それに防衛医科大学校（埼玉県）となっています。このうち私立の産業医科大学（福岡県）は産業医養成を目的としており、自治医科大学（栃木県）は地域医療を担う医師を養成する目的があります。どちらも在学中は学費が貸与される形式となっていて、卒業後一定期間指定された業務に従事した場合学費の返還が免除されます。

出身大学によって、医者の腕には差が出てくるのか？

出身大学により医師の技術に格差があるのかという質問を受けることがあります。医師の技術を定量的に推し量る尺度は思いあたりませんが、出身大学による違いはないと、私は断言できます。

たしかに医学部の入学試験の難易度には差があり、大手進学予備校河合塾の「2016年度入試難易予想ランキング表」(国公立大)によると、前期日程のボーダーライン偏差値は東京大学理科三類、京都大学、大阪大学が72・5と最高で、もっとも低い医学部は65でした。医学部のカリキュラムは大学毎に異なりますが、医師になるために学ばなければならない知識の量は膨大で、どの大学も医学一般知識の教育と国家試験対策を欠かすことはできません。各大学が特色を出そうとしているとはいえ、大筋で類似したカリキュラムが行われており、医学部を卒業したての各大学の医師の力はドングリの背比べ状態といえます。

このことは、私が実際研修医一年生の際に一緒だった17人の同期研修医を比較しても断言できますし、研修医を指導する立場になった後に研修医に接してもそう思いました。

差がつくのは、医師となり、どのようなトレーニングを受けたかということに尽きます。個人的な意見ですが、とくに駆け出しの時代に大勢の患者さんを診療し場数を踏んだ医師が、のちに特定分野の専門家になっても優秀だと感じています。逆にどのような有名な施設に身を置いていても、若い頃から熱心さに欠ける医師は、専門家になってもあまりパッとしないことが多いと思います。

非常に主観的な意見ですが、これは企業勤めのビジネスマンにもあてはまるのではないでしょうか。新人のときの立ち居振る舞いを見ると将来有望かどうかわかりますし、その予想は大方あたるものです。一部上場の大企業に勤務する人たちが皆優秀だとはいえませんし、中小零細企業にもキラリと光る人材は大勢います。これは医療現場もまた例外ではありません。

つまり出身大学で優劣が決まることはありませんし、有名病院の医師がすべて優秀だとも限りません。地域の小さな病院にも尊敬に価する診療、治療技術を持っている医師はいるのです。

医学博士号は優秀な医者の証？ じつは「足の裏の米粒」という例えも

他によく聞かれる質問に博士号があります。「医学博士」を標榜している医師は大勢いますが、博士号がある医師とない医師で技術に差があるでしょうか。

これについても、私は差がないと考えています。博士号はおもに大学院で研究を行い論文の審査を受けて得られるものです。博士号は「足の裏の米粒」と例えられることがあります。「取らなくても良いが、取らないと気になって心地悪い」。さらに「取っても食べられない（食べていけない）」という意味が込められています。

本来研究活動の果実としての位置付けの博士号ですが、たんなる資格として取得する、つまり博士号を所得するために一定期間研究を行う人もいます。また、大学病院では一般に、臨床現場で優秀な人材より、有名な医学雑誌に論文を多くアクセプトされた人のほうが出世できるといわれています。

佐藤秀峰さんの『ブラックジャックによろしく』というコミックをご存知の方は多いと思います。このなかには、「ゴッドハンド」とよばれる大学教授が、ふだんはウナギの解剖と研究しかしておらず、手術室で患者に切開を加えてすぐ研究に戻ってしまうというエピソードがあります。コミックですからかなり脚色されていますが、医師の行っている研究が必ずしも手術や治療など医療現場の実際と直結していないことが暗に示されています。

基礎的な研究は、新しい医療技術や新薬の開発に欠かせないものであり、私は研究や博士号取得を否定するつもりはまったくありません。しかし、医療機関の宣伝広告に「医学博士〇〇〇」と記載されていても、それが患者さんにとって必ずしも意味のあるものではないことを知っておいていただければと思います。

医者たちの病院選び
配属、院内政治、転勤の葛藤

ところで、医師たちはどのように勤務先を決めるのでしょうか。
大学病院に所属する医師の場合、転勤先はすべて所属する医局の人事で決定されます。たとえばA大学病院の第一外科には関連病院が10あるとします。人事はおもに教授や一握りの幹部が決定しますが、関連病院のなかでも基幹病院には、教授の覚えめでたい医局員が配置されるケースが多いといわれています。もちろん、研究や診療の実績をあげた医局員が評価されるという大前提はありますが、組織ゆえにそれ以外の政治的要素も十分に加味されることは、会社勤めの人なら理解できると思います。

大学病院に勤務する私の同期は、医師としては非常に優秀なのですが、医局のなかでは「反主流派」に属していたそうで、大学病院からかなり遠方にある関連病院に転勤となりました。その病院は彼の所属する医局の関連病院のなかでは規模が小さく、転勤を希望する者がいない病院でした。地域の患者さんにとっては優秀な医師が赴任するので朗報ですが、友人は自分の医師人生の「先が見えた」と話していました。

高給や楽な勤務を求めて病院を掛け持ちする、派遣非常勤医師もいる

では、大学の医局に所属していない医師の場合はどうでしょう。基準は人さまざまですが、多くの場合、自分が診療技術を習得していくうえで有利な病院を選ぶことが多いといえます。それもインターネットや情報誌で病院を探すことはあまり主流ではなく、指導医のすすめる病院や、知り合いの医師がいる病院など、人脈を頼りに異動することが多いと思います。そのほうがお互い素性も知れていますし、自分の目指す医師像に近づくためには、指導医や先輩医師のアドバイスを参考にすることが大切だからです。

私の場合は卒後3年間同じ病院で勤務しましたが、その後は病院の先輩のすすめで病院OBが勤務する別の医療機関に移りました。その後いくつかの医療機関で勤務しましたが、すべて上司や知り合い医師の紹介やすすめで選択しました。これまでのところ良い上司や

同僚、スタッフに恵まれ選択は正しかったと感じています。

医師専門の人材派遣業者も複数あり、業者を介して勤務先を探し働いている医師もいます。親の介護や自身の病気など問題を抱える人もいますので、彼らにとって人材派遣業者の存在は非常に頼れるものだと思います。しかしなかには、定まった勤務先を持たず、高い給与や楽な勤務を求めて複数の病院を非常勤医師として掛け持ちする医師も見受けられます。

医療機関はいかに赤字を出さず、多くの患者を診療できるか腐心

医療機関といっても大小さまざまあり、ずいぶん雰囲気は違います。

私が勤務していた東京都内の公立病院は、自治体が運営する公的病院で地方公営企業(一部事務組合)に該当します。私は組合職員という扱いで公務員とみなされていましたので、基本給は地方公務員給与であり、これに時間外手当や休日出勤手当が加算されますが、公

的病院ですから民間病院のような高い給与は支給されません。

患者さんは地域住民で、生活保護受給者から年金生活者までさまざまです。あらゆる疾患の患者さんが受診しますので、豊富な経験を積むことができる反面、医師の数は充足しているとはいえず、1人ひとりの業務量はかなりのものでした。

この他、東京都には都立病院と東京都保健医療公社が経営する医療機関が合計14ありますが（東京都がん検診センターを入れると15）、このなかには文京区の駒込病院のようにＨＩＶなどの感染症診療に力を入れているところもあり、決して給与は高くないものの、その道を目指す医師が集まってきます。

大学病院の給与は30代前半の医師で300万円程度のところもあると聞きます。このため医局が紹介する病院で当直や外来診療のアルバイトをして収入を確保するのが一般的です。勤務医の基本給は安く、当直や時間外手当で加算されるシステムがとられているため、同年代のビジネスマンと比較すると賞与をふくめた総収入は低く拘束時間は逆に長いという状態が続いています。

民間病院は、地域に根ざした病院から、病室がすべて個室で富裕層を対象にしたものまでさまざまです。民間病院は公的病院とくらべると多少給与は良いですが、医師にも経営的センスが要求され、接遇など純粋な医療以外の分野についても厳しく要求されます。医療には公的資金が注入されていますから、必要のない医療や過剰な検査を行って医療機関の収入を増やす手法は許されません。架空診療や必要以上の投薬を行い社会問題になる医療機関もありますが、多くの医療機関では正規診療のなかでいかに赤字を出さず多くの患者さんを診療できるかと腐心しているのが現状です。

そこで、患者さんに「いかにわが病院を選んでもらうか」という視点が、スタッフのみならず医師にも求められるのです。

病院という職場では、医者が王様？

病院は、医師を頂点とし、そのもとに看護師や医療スタッフのいる「ピラミッド構造」を想像する人もまだ多いかもしれません。しかし、病院に問われているのは、上意下達の構造ではなく全体としての総合力です。さまざまな職種がその持ち味を発揮し、相乗効果を発揮することが求められますので、想像とはずいぶん異なります。

医者の一存だけでは、病院運営は成り立たない

医師はその性分として、最先端の治療や医療に携わりたいと考えるものです。その結果、高価な治療器具を購入したいという気持ちが起こり、さらに自分が得意とする専門分野に特化した外来を開いてみたいと思うようになります。また、より良い医療を提供し続けるために、日常の診療だけでなく、研究やデータ収集も行って学会で発表したり論文を書い

たりする必要があります。このため、器具の購入や専門外来の開設は医師として実現させたいところです。

しかし、病院の経営を任されているスタッフは、病院のおかれている地域全体を俯瞰《ふかん》して別のことを考えています。地域が病院に何を期待しているのか、医師の希望は病院の規模や収益に見合ったものなのか、などです。

価格の高い機材を導入しても、それぞれの手術や処置にはあらかじめ診療報酬が決められているため、投資を回収できるだけの収益が得られないこともあります。大学病院であれば収益性より研究開発に重きを置いて決断することができますが、一般病院では収益性や地域のニーズを考慮する必要があります。

地域住民が気軽に頼ることのできる病院を求めているのならば、先進医療より総合診療に重きを置き、専門に特化した医師よりも総合内科や総合外科の医師を増やす必要があるかもしれません。また、CTや超音波などの検査が夜間休日にもできるよう技師の数を増やす必要もあるでしょう。

病院が地域から期待されている役割をはたすためには、こうした病院運営を担当するスタッフの声に、院長をはじめとする医師たちが謙虚に耳を傾けることが重要です。医師の一存だけでは、病院運営のあり方はもはや決定できません。診療においても、複数の医療スタッフが１人の患者さんにかかわるほうが良い結果をもたらすことがわかってきています。

看護師、薬剤師、リハビリスタッフ、ソーシャルワーカーも集まり治療方針を決める

私の診療を例に説明します。

肺がんの患者さんを入院で診る場合、患者さんに長く接する看護師の情報がたいへん貴重です。今日は少し元気がないとか、どこか痛いようだとか、細かな情報が診療内容を左右することもめずらしくありません。このため看護師との打ち合わせにはとくに重きを置いていました。看護師も患者さんの治療全体の流れを知りたいので医師と情報交換を行います。

抗がん剤の治療をする際は、薬剤師が抗がん剤の種類や副作用についてこと細かに患者

さんに説明してくれますし、副作用のチェックも医師や看護師とあわせて二重三重に行います。治療後に自宅近くの医療機関で療養したい患者さんにはソーシャルワーカーが力になってくれます。ワーカーは地域の医療機関や訪問看護師の情報を詳細に把握しており、患者さんに適した転院先や訪問看護ステーションを紹介してくれます。

入院で足腰の弱った患者さんには運動療法士や理学療法士がリハビリを担当しますが、彼らも患者さんの状態を逐一報告してくれるので、医師が気づかない患者さんの変化を知ることもできます。

すべての職種とギブアンドテイクで情報交換を行うことで、患者さんに対して最大限のパフォーマンスを発揮できると私は考えています。治療そのものにもっとも主体的にかかわるのは医師ですが、医師を頂点にした指揮系統ではなく、それぞれの職種が互いに影響しながら診療を継続することが大切です。

看護師やリハビリスタッフなどの職員は医師とはまったく違う役割を担っているため、同僚の医療者として尊重される場面が増えてきました。たとえば、1人の入院患者さんに対して、医師の他、看護師、薬剤師、リハビリスタッフそれにソーシャルワーカーが集まって治療方針を決めるカンファレンスは日常的に行われており、医師の意見だけで進められる医療は見直されつつあります。したがって、医師が他職種に対して横柄な態度をとったり意見を求めたりしない病院は、良い病院とはいえません。

看護師やリハビリのスタッフに意見を求め一緒に考えている医師のほうが、患者さんにより良い効果を与えられます。

患者のニーズを考えても、女性医師の現場復帰は不可欠

しかし、どれだけスタッフに恵まれていても、医師数が十分に確保できずにいると医師は疲弊していきます。私の専門分野である呼吸器科は医師不足に悩む代表的な科の一つといえます。呼吸器疾患は急に状態が悪くなることが多く緊急対応が必要なこと、心疾患や免疫疾患など他疾患に影響を受ける病気が多いため守備範囲が広いことなど、理由は複数あります。

医師不足が医師の生活の質の低下を招き、それを見た若手医師が不人気科の門を叩くのを避けるという悪循環も生まれています。こうした傾向は医師不足に悩む産科や小児科な

どでも見られます。これに対し、医師の少ない診療科の診療報酬を改定して収益性を高め医師を確保するという方策を、弾力的に推し進める必要がありますが、ごく一部で導入されているだけで十分ではありません。

別の解決策の一つとして、一度出産で休職した女性医師の職場復帰対策が注目されています。

医師は職人であるため、診療を継続していなければ診断や内視鏡などの検査技術は確実に低下します。このため産後の女性医師が現場復帰に躊躇している現状があるのです。子育てをしながら勤務を続けるために必要な条件として、「職場の理解・雰囲気」「短時間勤務制度」「当直や時間外勤務の免除」などがあげられています(6)。医師の勤務は当直や時間外勤務が一般化しているため、当直や時間外勤務を免除したり、一時的に低下した内視鏡や手術の技術を補うためのトレーニングにあてる時間を確保したりして、女性医師の職場復帰に向けた取り組みを進めている医療機関もあります。

医療現場では出産や小児の疾患を扱うため、一般の職場とくらべると女性の職場復帰について理解が得やすく議論をしやすい環境にあると思われます。とくに産科や泌尿器科などの分野では、同性医師に診療してもらいたいと考える女性患者さんが多いはずです。最近では「女性専門外来」と銘打ってすべて女性医師が対応する診療科を設けている病院もありますが、需要にはまったく追いついていません。医師不足の解消という側面だけでなく、患者さんのニーズを考えても女性医師の現場復帰は不可欠といえます。

女性医師の割合は年々増えており、２０１２年時点で19・7％となっています(7)。出産後の女性の職場復帰が医療現場で進めば、その流れが次第に一般の職場に影響をおよぼす可能性もあり、出産に限らず介護休暇などについても医療現場が先例となり進めていく必要を感じています。

(1) 東邦大学医学部ホームページ
http://ep.med.toho-u.ac.jp/default.asp?act=SylPubFormView&ID=22&yr=2015
(2) 東海大学医学部ホームページ
http://www.u-tokai.ac.jp/academics/undergraduate/medicine/faculty_of_medicine/educational/002.html
(3) 三重大学医学部ホームページ
http://www.medic.mie-u.ac.jp/med/education/education.php

（４）平成21年10月22日　国立大学医学部長会議
「メディカルスクール構想」ならびに「学士編入学制度」に関するアンケート調査結果
http://www.chnmsj.jp/medical%20school%20chousakekka%20H21.pdf
（５）厚生労働省　医師臨床研修制度の見直しについて
http://www.mhlw.go.jp/seisaku/2009/08/04.html
（６）２０１４年８月24日　厚生労働省医政局医事課「女性医師のさらなる活躍を応援する懇談会」参考資料３　女性医師に関する現状
（７）平成25年臨床研修修了者アンケート調査（厚生労働省）

第2章

上手な医者へのかかり方

入院するときに、「つけ届け」は必要か？

入院した患者さんやその家族から医師が金銭を手渡されそうになる場面は、いまの時代になってもまだまだ多いのです。

「先生、ありがとうございます」

「ほんの気持ちですから」

回診で病室を訪れたとき、封筒を差し出されることがよくあります。中身は現金のこともありますし、図書カードのこともあります。

患者さんやその家族から感謝の気持ちを表されるのは、医師としてたいへんうれしいことです。まず、患者さんの病状が改善すれば医師としてこれほどよろこばしいことはありません。たとえ、患者さんの病状が悪化したり、お亡くなりになったりしても、「一生懸命診療していただき感謝しています」という言葉をいただくと、医師にとって大きな救いになります。

しかし、それが言葉や手紙でなく金銭で表現された場合、少し事情が異なります。

「受け取ってくれなければ困ります」そういわれる医者のほうが困る

「受け取れません」とお断りすると、「それでは困ります。私の立場も考えてください」と、なんとか受け取ってもらおうと食い下がる患者さんがほとんどです。私が是が非でも受け取らないとわかった患者さんが一計を講じ、「お手紙ですから」と手渡された封筒を開けてみると、たしかに手紙は入っているものの、三つ折りの手紙の内側に1万円札が数枚入っていることがあります。白衣のポケットに封筒を強引にねじ込もうとする人や、病室から逃げ出した私の後ろを追いかけてくる強者《つわもの》もいて、対応に苦慮します。

日本には中元や歳暮の習慣があり、上司やお世話になった人に感謝の品を届けるのが当たり前となっています。これには「これからもよろしく頼みます」という意味が込められていることも承知していますが、大部分は感謝の気持ちを表すのが目的だと思います。患者さんの「つけ届け」も、本来は単純に感謝の意を込めたものではないでしょうか。患者さんは医師との「心のつながり」を求めているのだと思います。

「A先生は受け取ったのに、B先生は受け取らなかった」

つけ届けをお断りするときは、お中元やお歳暮のように感謝の気持ちを金銭や贈り物で表すという贈る側の気持ちに配慮する必要があります。

「元気になってくださったことが、私にとってのプレゼントですので、お気持ちだけ」やんわりお断りできるときは難易度の低いケースです。お断りしても患者さんが引き下がらない場合、公立病院では決め台詞がありました。

「私は公務員ですから贈収賄になりますので、お気持ちだけいただきます」

もちろん、嫌味にならないよう冗談っぽくいうのですが、これで、こちらの立場を察してあきらめてもらえることもあります。

大部屋でつけ届けを渡される場合、渡す側は他の患者さんに気づかれないように封筒を差し出すので、断る際も周囲に気づかれないようにしなければなりません。決して「いただけません」と大きな声でいわず、廊下に誘い出して部屋の外でお返ししています。差し出した側のプライドを他人の前で傷つけるようなことはしたくありません。

医師にどれくらいの金額を渡すか、同室の患者さん同士で話し合っているケースもあります。こうなると非常に厄介です。同じ部屋でも担当医が異なるケースでは、「A先生は受け取ったのにB先生は受け取らなかった」と、患者さん同士で会話していることがあります。

私が研修医と患者さんを診ていたときのことです。私がつけ届けを断ると、患者さんが「C先生（研修医）にもお渡ししていますので、先生もぜひ受け取ってください」といいました。私は研修医のもとに戻り封筒を返却するよう指示しました。この「事件」を経験してから、私は自分のもとで研修する若手医師には絶対につけ届けを受け取らないよう、最初から釘をさすようにしています。

お断りするのはその場だけのことではなく、見えない手間がかかることをわかっていただけるでしょうか。何度断っても執拗に渡そうとする人には、「このようなことをなさるのであれば、今後担当医として診察することができなくなってしまうかもしれません」というこどもあります。ここまで拒否するとたいていの人は引き下がりますが、逆にムッとされたこともあり複雑な心境になります。

「できるだけ長く入院できるようお願いします」

なぜ金銭を受け取ってはいけないのでしょうか。

かりに、医師が実際に金銭を受け取ったとしても、治療の内容が変わることはありません。なぜなら、治療成績だけが唯一医師の努力の成果として評価されるため、どの患者さんに対しても全力で臨むからです。しかし、つけ届けを受け取ったという記憶はずっと心のなかに残ります。すると、患者さんとしては、たんに心のつながりを求めたつけ届けであったとしても、本来対等でなければならない医師と患者との関係のバランスが崩れてしまいます。「借り」ができたのと同じような状態になるのです。

「借り」に引っ張られて適切な判断ができず、結果として、本来必要のない入院や投薬を認めるかもしれません。ひいてはそれが診断にかかわる重要な判断を狂わせる要因になるおそれもあります。

実際に経験した例です。高齢の患者さんが入院してきたとき、ふだんから介護をしている娘さんに声をかけられました。

「できるだけ長く入院できるようお願いします」

娘さんは白い封筒を差し出しました。封を開けていないのでわかりませんが、現金が入っていたものと思われます。きっと、自宅で介護を続けていて心身ともに疲れてしまったのでしょう。その気持ちはわからないこともありません。しかし、病状が改善した後も入院を継続すれば、いわゆる「社会的入院」（医学的には入院の必要がないにもかかわらず、家庭の事情や引き取り拒否により、病院で生活をしている状態）となります。

これを認めれば、医療費をいたずらに高騰させる原因にもなりますので、受け入れることはできません。このようなつけ届けは、高齢者の退院を調整する際にときどき経験することがあります。

「今日はもうお疲れでしょうから、お帰りになって睡眠を取ってください。今後の見通しについては明日以降にお話ししましょう」

そっと封筒をお返ししてご帰宅いただきました。

入院時につけ届けを受け取っていたら、退院延期や自宅への受け入れが困難だと主張する家族の説得が心情的に困難になり、適切な医療が実践できる自信が、私にはありません。

感謝の気持ちのはずが……

他にも苦い思いをしたことはたくさんあります。以前、勤務していたある病院での出来事です。

「前回の入院でA先生にお礼をしておいたのに、今回は入院させてもらえなかった」

外来の隅で愚痴をこぼしている患者さんに遭遇したのです。A医師は私の先輩医師で、患者さんからも病院スタッフからも評判の良い人物でした。しかし、安易につけ届けを受け取ったために医師と患者さんとの人間関係のバランスが崩れてしまい、愚痴をいわれることになってしまったのです。

このあと、患者さんとA医師の関係はきっとうまくいかなくなったに違いありません。

結局患者さんにとっても不利益となるわけです。

公立病院や一部の病院では「つけ届けはお断りします」という掲示を見かけますが、私の知る限り、受け取っている医師は少なくありません。多くの医師が、患者さんのせっかくの申し出を断ってはその場の雰囲気が悪くなる、そこまでしなくてもいいと考えているからです。

また、知り合いの若い医師は、いただいたつけ届けを医学書を購入するための費用として使っていると話していました。勤務医の給与は世間で考えられているほど恵まれてはいないため、アルバイトをしてまで生計を立てている若手勤務医には、つけ届けは貴重な臨時収入になります。

患者さん側は医師との良好な関係を願い、医師は患者さんとの雰囲気を壊したくない。まさに魚心あれば水心であり、この慣行が延々と継続している理由だと感じています。

繰り返しになりますが、患者さんがつけ届けしたとしても治療の内容は変わりません。医師が判断を誤ったりする要因になりえますし、医師との人間関係が悪くなるおそれもあります。

金銭とは異なり、患者さんが退院するときや、病院でお亡くなりになった患者さんのご家族が挨拶に見えた際に、菓子折りを持参されることがあります。この場合、私は受け取ることにしています。賞味期限のある食べものを返されても困るでしょうし、お菓子程度なら許容範囲だと思うからです。ただし、こういうときはナースステーションに持って行き、スタッフに食べてもらうことにしています。私の場合、いただき物を自宅に持ち帰ることはまずありません。

これは仕事と家庭に一線を引いて、気持ちの整理をつけるためです。勤務中に治療や患者さんのことを全力で考えるためには、仕事と家庭をはっきりと区別することが大切だと考えています。

高齢者が抱える問題は家族の問題でもある

80歳のAさんは妻と2人暮らしですが、数日前から発熱があり来院しました。熱が高く自宅で動けなくなり食事も食べられなくなったため妻が救急車をよんだのです。Aさんは5年前に脳梗塞を患い左半身の麻痺がありましたが、リハビリで回復し、日頃は杖で近所に散歩に出かけられるほど元気になっていました。

救急外来で撮影された胸レントゲンでは、右の肺の大部分が真っ白で強い炎症があることを示唆していました。血液検査では感染症の際に見られる白血球数の上昇とひどい脱水を認め、診察ではお尻と踵《かかと》に床ずれが発見されました。自宅で数日間放置されていたようです。痰の検査をすると、肺炎球菌という、ときに生命にかかわる重症の肺炎を引き起こす細菌による肺炎と判明しました。

78歳の妻は「夫は具合が悪くずっと眠っていた」と話し、起きあがることができないほど重症だという認識はない様子です。非常に重篤な肺炎で生命にかかわるかもしれないと話しましたが、病状を正確に理解できるとはとても思えませんでした。家族構成を聞き出すと関西に娘さんがいることがわかり、深夜1時でしたが電話連絡しました。

しかし、娘さんの理解では両親とも元気なはずで、父親が大病をするなど予想もできず、母親もしっかりしており病状の理解は可能だというものでした。何度も状況を話し翌日に病院まで来ていただきましたが、老いて弱々しくなった両親の姿にただ驚いていました。

「親はまだ元気なはずだ」と期待する子と、「子の前では気丈にふるまう」親

このようなケースはめずらしくはありません。子どもが遠方に居住しており、両親の老いを把握できていないのです。両親はいつまでも元気でいてほしいという期待が、子どもたちの感度を鈍らせるのかもしれません。また、親は子どもの前では気丈にふるまおうとするため、ふだんの姿が覆い隠され、認知症の症状すらわからなくなる場面をしばしば目にしてきました。

今回のケースは娘さんが翌日に駆けつけてくれましたが、子どもが海外にいて連絡が取れない場合や、家庭の事情ですぐには駆けつけられない場合もあり、その間に状態が悪化することもめずらしくありません。

Aさんは一命をとりとめましたが、寝た状態での治療が2週間続いたため、車椅子の生活となってしまいました。妻も軽度の認知症と診断されました。夫婦で入居できる施設を探しましたが待機期間が1年以上あり、最終的には関西の娘さんが自宅に引き取ることになりました。娘さんの理解と協力が得られたため、回復して退院するまでの手続きが比較的スムースにいった事例です。

もう一つ別の事例を紹介します。84歳のBさんは自宅で転倒して太ももの骨を折って寝たきりの状態になり、老人ホームに入所していました。ホームではベッド上で生活しており、食事や入浴、排泄は全介助の状態でしたが、最近は食事の量も減って痩せてきました。Bさんがホームで食事をしていたとき、おかゆをのどにつまらせ救急車で搬送されました。気管支をカメラでのぞくと大量のおかゆがあり吸い出しましたが、その後肺炎になってしまいました。治療で肺炎は改善したものの、飲み込みの機能が極度に低下して自分の唾でムセてしまうほどで、口からの食事は無理と判断しました。医学的には病気というより加齢による全身状態の低下と考えられました。

これまでBさんの面倒をおもに見ていたのは次男の嫁です。私は次男夫婦をよび、今後衰弱が予想されること、食事を口から食べることは困難であることを説明しました。施設が看取りまでしてくれることになり、いったんは退院の予定となりました。そこに、遠方に居住している長女が来院しました。

長女は「施設に送り返すのは見殺しに等しい」と憤慨し、胃に穴を開けて栄養を流し込む胃瘻《いろう》をつくるよう求めてきました。老衰の最終段階であり、胃瘻をつくっても肺炎や衰弱を防ぐことはできないと何度も説明しましたが、長女の納得だけが得られず、家族会議の結果、結局胃瘻がつくられることになりました。胃瘻での入所を受け入れてくれる施設や療養のできる病院はどこも満床で、入院したまま空きを待つことになりましたが、その間何度も肺炎を繰り返し、結局病院で最期を迎えてしまいました。

親が、どんな処置を希望し、何を希望しないか、元気なうちに話し合いを

二つの事例から学ぶべきことがいくつかあると考えています。第一に、患者さんやそのご家族は、老いに対する備えをする必要があるということです。高齢になれば体力や飲み込む力の低下が起こり、肺炎などの感染症にかかりやすくなります。これはどんな人にも避けられない現実です。また、転倒して足の骨を折り、それが原因で寝たきりになることもあります。

心得ておくべきこととは、高齢者の健康状態はあっという間に悪化し、たとえ一つの病気が治療できても、体力がもとの状態に回復する可能性は低いということです。これを知らないと、「数か月前はあれほど元気だったのに」と慌てることになります。

遠く離れて生活する息子や娘は、そのことを十分に意識し、親に健康上の問題が起きたときにどうすべきかシミュレーションをしておく必要があります。親が、どんな処置を希望し、何を希望しないか、元気なうちに話し合っておくことが必要です。

高齢者にも、医学的に無意味な延命治療や胃瘻の造設は行ってほしくないと考える方が大勢います。ところが、寝たきりになると自分には決定権がなくなってしまいます。「お母さん、何も食べられなくて気の毒だから胃瘻をつくってあげよう」

意に反して胃に穴が開けられ、1日に三度、流動食が流し込まれる毎日を送ってしまうのです。医療者でない一般の人にとって、自分の肉親に積極的な治療や処置を「しない」という選択をすることは、さまざまな葛藤をともないます。結果、本人の意思に反する選択をしてしまうこともあるのです。

身内をあれこれ思い悩まさないためにも、意思表示をしておくことが非常に重要です。残される者に対する優しさといえるのかもしれません。

若者への性教育と同様に、超高齢社会では「老年学の教育」が不可欠

次に、医療者は治療方針を決める際、必ず「決定権のある人物」を中心に議論を行うことが重要です。医療の世界では、決定権のある家族をキーパーソンとよびます。ここで留

意すべきことは、ふだんから親の面倒を見ている人がキーパーソンだとは限らないことです。

後者の例では、ふだんは次男夫婦、とくにお嫁さんが母親の面倒を見ていましたが、後から登場した長女の意向で方針が変わってしまいました。その是非はともかく、われわれ医療者は本当のキーパーソンが誰かをいち早く見つけ出し、交渉相手として指定することが不可欠なのです。

家族そのものが、キーパーソンは誰なのかが直前まで気づかないこともあります。お嫁さんが前面に出てくるケースはよくありますが、粉骨砕身で世話をしているお嫁さんに「ところで、長女さんにもお話しをしなくて良いのですか」と問うと、ハッとした顔をされることがあります。

私の経験上、決定権を持つのは長男でもいつも面倒を見ている嫁でもなく、長女であることが非常に多いように思います。本当のキーパーソンを話し合いのテーブルにつかせることが、家族にとっても医療者にとっても非常に大切なことといえます。

第三に、われわれはもっと老いを科学的にとらえる必要があります。高齢者の骨密度は減少し、ちょっとした転倒で骨を折ってしまいます。脳の萎縮や微細な脳梗塞は脳機能の低下を招き、もの忘れなどの症状や、飲み込みの機能の低下が起こります。免疫機能も低下していきます。その結果、肺炎や尿路感染を繰り返すようになります。

すべては、人生の終焉に向かうなかで起こる、避けられない変化なのです。こう考えれば、そこに医療を介在させ、無理やり生命の延長を図ろうとする行為が、いかに無意味であるかわかると思います。

若い世代に性教育が必要なのと同様、超高齢化に直面するわれわれには「老年学の教育」が不可欠ではないでしょうか。医師が個々のケースで患者さんやその家族と向き合って、現実を受け入れてもらう努力をすることも大切ですが、高齢化社会に国全体で対応するためにも、国は、社会に広く老いの現実を知ってもらう活動に深く関与すべきだと思います。

セカンドオピニオンとは何か？理解している人は少ない

「肺がんと診断されたのですが、小さな病院は信用できないので、がんに詳しい医師にセカンドオピニオンをいただこうと来院しました」

患者さんの言葉に引っかかりながら診療を始めます。がんの診療にたずさわっていると、セカンドオピニオンを聞きたいと来院する患者さんと接する機会があります。

私が勤務していた病院は「地域がん診療連携拠点病院」といって、地域でがん診療を担う中心的病院として位置付けられていました。したがって、ときにセカンドオピニオンを求める患者さんが受診します。しかし、セカンドオピニオンの意味を理解していない患者さんが非常に多いのです。多くの患者さんが、複数の医療機関を受診して、それぞれの医師がどのように考えているか情報を得て、自分に一番良い医療機関を見つけることだと考えているのだと思います。

ガイドラインの治療が、患者全員にあてはまるわけではない

セカンドオピニオンとは、現在診療を受けている担当医とは別の病院の医師に第二の意見を求めることをいいます。ここで大切なのは、セカンドオピニオンの目的は、担当医を変更したり、治療をする病院を変えたりするためのものではないということです。

がんの診断や治療は、「ガイドライン」を参考に行われます。この問題に理解を深めるためには、まず、ガイドラインの位置付けを明確にしておく必要があります。

ガイドラインは「医療者と患者が特定の臨床状況での適切な診療の意思決定を行うことを助ける目的で系統的に作成された文書」と定義されています(1)。平たくいうと、診断方法や治療方針、治療結果の評価方法が、統計学的手法で得られた科学的根拠をもとに記載されたものです。肺がんであれば、日本肺癌学会の「肺癌診療ガイドライン」や、アメリカのNational Comprehensive Cancer Network（全米総合がん情報ネットワーク）のガ

イドラインがそれにあたります。

患者さんの病状は個々に異なるため、ガイドラインには拘束力はなく、あくまでも「目の前にいる患者さんに対して一般的にどう治療していくか」について、医療者が参考にしながら方針を考えていくためのもの、という位置付けなのです。ガイドラインがカバーできるのは患者さんの60〜95％であり、約50％の患者さんにはオプションが適用されることもあると指摘されています(2)。患者さんの病状は人によってすべて異なりますし、併存する病気もまたさまざまですから、典型的な治療を全員にあてはめることができないのはむしろ当然といえます。

ファーストオピニオンをより良く理解するために、または、別の角度から検討を加えるために

ここでがんの治療を考えてみましょう。がんの患者さんの治療方針はどの病院でも大差はないものの、個々の患者さんの病状や、病院や個別の医師が持つ治療経験、それに患者

さんの価値観により治療に幅が出てくることがあります。

たとえば、ガイドラインにはAという治療法が第一選択と書いてあるが、あわせて治療している別の病気の病状も考慮しなければならないため、医師としてはBの治療法を選択したほうが良いと考えることもありえます。また、手術を行うことが選択肢として提示されている場合、どうしても手術を受けたくない患者さんは、手術と同様あるいはそれに近い効果が得られる別の治療法に有無について知りたいと思うはずです。

1人の医師から説明されて納得がいかなくても、別の病院の医師からも同じ治療法を推薦されれば、納得できることもあるでしょう。こうした情報を知るために、別の角度から意見を求めることがでるのが、セカンドオピニオンの良いところだといえます。

患者さんにがんの情報を提供している国立がん研究センターがん対策情報センターのウエブサイトにはこう記載されています。

「まず、はじめの意見（ファーストオピニオン）を大切に。複数の医師の意見を聞き、どれを選んで良いかわからなくなってしまうことのないよう、最初に求めた担当医の意見を十分に理解しておくことが大切。」(3)

最初に受けた医師の説明、いわゆるファーストオピニオンを土台として、それをより良く理解するため、あるいは、それを別の角度から検討を加えるために、別の医師の意見を聞くのがセカンドオピニオンなのです。

セカンドオピニオンのために他院を受診する場合、担当医に紹介状を記載してもらい、これまで受けた画像検査や病理検査などの資料をすべて借りる必要があるため、「他院にセカンドオピニオンを求めたい」と、担当医に前もって伝える必要があります。

私の場合、がんと診断した患者さんについては、他院でセカンドオピニオンを求めることができると早い段階で伝えています。また、セカンドオピニオンではありませんが、患者さんによっては、がんセンターやブランド病院での治療を希望することもありますので、転院したい病院があれば紹介状を書くことができることも、初めに必ず伝えます。

私の経験では、患者さんが実際にセカンドオピニオンを求めに行くケースは1割に満たない数でした。患者さんをセカンドオピニオンに他院に送り出すときには「別の治療を提示されたら、勉強のためにぜひ私にも教えてくださいね」とお話しするようにしています。セカンドオピニオンのために診療した医師は、患者さんを送り出した私にも返信を書いてくれるため説明の内容は把握できるのですが、患者さんのなかには他院を受診することを「申しわけない」と思う人もいるため、こういって送り出せば気持ちが楽になるのではないかと思います。

セカンドオピニオンに保険は適応されず全額自費、60分で1～3万円程度の価格帯が多いようです。

「説明がよくわからない」という不信感が、「別の医者を受診したい」という気持ちに

ところで、セカンドオピニオンの意味を理解していない患者さんが、どうして生まれてしまうのでしょうか。

まず、たとえばがんとは診断されたものの、それがどのようなタイプのもので治療法には何があるのかという全体像を、患者さんがきちんと把握できていないことがあります。

セカンドオピニオンの性質を知らずに来院された患者さんと接すると、自分の病状自体よく理解できていない場合がほとんどであると気づきます。

納得できる説明を受けていないか、説明を受けても十分に理解できていないことが考えられます。急にがんといわれたため動揺して説明が頭に入らないこともあります。内容がよくわからないという不信感が、別の医師を受診したいという気持ちを引き起こしているのでしょう。

また、テレビや新聞などでセカンドオピニオンについて取り上げられる機会が増えていますが、内容を正確に伝えているものが少ないと感じています。「診療や治療が間違っていないか、他の医師にも受診してダブルチェックを」というリスクマネージメントの意味合いで紹介するトーンが多いように思います。

しかし、より自分にあった治療法はないのか、他の医師がどのような評価を行うのかを知り、最後には患者さんの希望も加味して治療法を選択するための手段がセカンドオピニオンなのです。

「後医」は「名医」

病院で勤務していると、このようなやり取りがよくあります。

「町医者に行ったのですが症状が良くならなくて、大きな病院で診てもらおうと思って受診しました」

私は「町医者」という言葉には違和感があります。患者さんがこの表現を使うときには、「たかが」という意味が込められていることが多いからです。

「クリニックを受診されたのですね」

軽い抵抗の気持ちを込めていい直します。もちろん患者さんに私の抵抗など気づくはずはありません。

「クリニックより、やっぱり病院のほうが薬は効きますね」?

その患者さんの経過はこうでした。6日前からのどの痛みと発熱があり、その翌日に近所のクリニックを受診しました。「かぜでしょう」といわれ、抗菌剤（抗生物質）と咳止めを処方されました。しかしその後も微熱と咳が続いて体がだるいため、私の病院を受診したのでした。

ひと通り診察をしましたが、のどが少し赤いだけでした。レントゲン検査と血液検査をしましたが、レントゲンに異常はなく、血液検査では炎症を示す項目の数字がわずかに上昇していただけでした。私の診断はウイルス感染による発熱と咳、いわゆる「かぜ症候群」で、クリニックの医師の診断と同じでした。咳やのどの痛みをやわらげる薬を出すことを患者さんに説明し、患者さんは帰宅しました。

3日後、患者さんが再受診されました。患者さんは診察室に入るなり満面の笑みで話しだしました。

「いやぁ、この病院に来て良かったですよ。受診してその日の夜には熱が下がりました。それからどんどん元気になってなんともなくなりました。やっぱり病院の薬は効きますね。次にかぜをひいたら最初からこの病院に来ます」

私は複雑な気持ちでした。私が処方したのは、咳を軽くする薬と、のどの炎症をやわらげる薬です。ウイルス感染には抗菌剤が効かないため、自分の免疫力で治癒するのを待つしかありません。私の診療を受けたのは発症6日目で、自然経過でちょうど良くなる時期にさしかかっていました。つまり、かぜは自然経過で良くなったと考えられます。

しかし、患者さんは病院で診察を受け処方された薬で良くなったと思っているのです。自分が逆の立場、つまりクリニックの医師の立場だったらと考えると、なんだか申しわけない気持ちになります。患者さんに正しい認識を持ってもらうために、クリニックの医師と私の診療内容や診断に大差がないことを説明します。

「最初みた医師が的確な診断をしたため、自然の経過をたどって体が回復しています。良かったですね」

患者さんは、次回からクリニックでなく私の病院を受診しようと考えているようですが、かぜのような軽い疾患で重症患者を引き受ける病院の外来を受診することは避けてほしいという思いがありますので、患者さんの診療を終了する際にはこうしたフォローアップを必ず行うことにしています。

吐き気の症状なのに、最初から脳の検査をしようという医者はいない

次も実際に経験したケースです。50歳の男性が原因不明の吐き気でA病院を受診しました。血液検査と腹部の超音波検査が行われましたが異常はなく、軽い胃腸炎と診断され整腸剤と胃薬が処方されました。翌々日になってもまったく改善せず、再度A病院を受診しました。今度は、上部消化管内視鏡（胃カメラ）検査が行われましたが、胃の粘膜が少し赤い程度でした。胃薬の種類を変えて経過観察することになりました。

さらに2日たちましたが吐き気がおさまらず、患者さんは私の病院を受診しました。ここで私は脳のCTを撮影しました。そして小脳に急性の梗塞があるという診断にいたったのです。小脳は人間のバランス感覚を司るところで、ここに脳梗塞や出血、腫瘍ができると、めまいやまっすぐ歩けないなどの症状が出ることが典型なのですが、ときに強い吐き

気だけが起こることもあるのです。

ところで、吐き気の症状を訴えて患者さんが来院したとき、最初から脳の検査をしようと考える医師はいません。まずは胃や腸の消化器系疾患を疑い、体の診察や腹部超音波検査を選択します。オーソドックスな疾患から疑うことが診療の基本だからです。また、血液のなかのミネラルのバランスが崩れると吐き気が起こることがあり、A病院の医師が血液検査を行った理由も理解できます。

私は、A病院で胃腸や血液の異常がすべて否定されたため、他に吐き気を起こす異常はないか、診察の始めから考えることができました。その結果、脳の異常が思い浮かび、検査を行ったのです。

もし、吐き気だけを訴える患者さんに最初から脳のCTを撮影する医師がいるなら、過剰な検査だと批判されるでしょう。脳の異常は消去法で残ったものなのです。

私は、患者さんが来院するまでの検査の経過を診断ヒントにすることができました。ところが、患者さんの立場になると、A病院では診断がつかなかったのに、私の診察ではわずかな時間で診断がついたわけです、案の定、A病院にはもう二度と行きたくない、といいだしました。

「後医」が「名医」といわれるわけ

このことは医師の世界で「後医は名医」と語られています。

患者さんを最初に診た医師（前医）よりも、後から診た医師（後医）のほうがより多くの情報に接することができるため、正確な診断・治療ができ名医に見えるという意味です。

このケースでは自分が後医となりましたが、いつも後医の立場でいられるとは限りません。いつの間にか患者さんが来院しなくなり、別の病院から診察の経過を教えてほしいと問い合わせを受け悔しい思いをしたことも実際あります。

前医になってしまうのは仕方がありませんが、大切なことは、患者さんにきちんと検査の方針や疾患の特徴を伝えておくことだと思います。たとえば吐き気のある患者さんに胃炎を疑った場合、何日も吐き気が続くことは多くありません。「胃薬や吐き気止めを内服しても症状が改善しない場合は、別の疾患を考えて次の対応をとります」と、最初の段階で患者さんに説明する必要があります。

この説明が不十分だと、患者さんが不安になり、別の医療機関を受診してしまうことになります。

もっとも象徴的でよく経験するのが、インフルエンザの診療です。インフルエンザは高熱や関節の痛みが特徴ですが、のどや鼻の粘液を綿棒で採取すれば15分で簡単に診断できます。患者さんにインフルエンザだと説明し、解熱剤を処方すると帰宅となります。

解熱剤を内服すると高熱はいったん落ち着きますが、6時間たち解熱剤が切れると再び高熱が出ます。これはごく当たり前の経過ですが、患者さんは病院を受診したのにまた熱が出たと、翌日別の病院を受診することがあります。

インフルエンザが平均して3日間発熱することや、解熱剤の効果は一時的で、効果がなくなったら再び内服して良いことをきちんと説明しておけば、患者さんが不安になることは少ないと思われます。行き届いた説明がなかったことで、患者さんは余計な受診をすることになってしまいました。病院にとっても、インフルエンザの患者さんが必要もなく来院すれば、待合室で他の患者さんに感染させるおそれがあるため良いことではありません。

医師が少しだけ丁寧に、検査や病気の概要を説明すれば、余計な受診や医師に対する不信感が軽減できる可能性があります。また患者さんも受け身の立場をとらず、検査の概要や病気が今後どのような経過をたどるのかについて、説明を求めることが大切です。

医療は医師と患者の相互の努力や理解で成り立つものです。双方がそれぞれの立場から距離を縮める努力をする必要があります。

医者とのコミュニケーション

「キョウヘキがヒコウしており、ミギハイジョウヨウに複数のケッセツが見られます。悪性の疾患が考えられますがハイゲンパツなのかタゾウキからの転移なのか現時点ではわかりません。まずはビョウヘンのセイケンとゼンシンセイサを行いましょう」

これは、実際にある医師が患者さんに説明した内容です。すべて言葉で聞いた場合、その意味を正確にとらえることのできる患者さんは、どれだけいるでしょうか。

説明した医師は事前に資料も用意して真剣に話をしているのですが、患者さんとその家族は、うなずいてはいるものの反応が鈍く、第三者から見ると明らかに理解ができていない様子です。実際の現場でこうした様子に気づくのは、多くの場合看護師です。

「胸壁が肥厚しており、右肺上葉にも複数の結節が見られます。悪性の疾患が考えられますが肺原発なのか他臓器からの転移なのか現時点ではわかりません。まずは病変の生検と全身の精査を行いましょう」

活字で見ると意味は少しわかりますが、それでも、肥厚や結節、原発、病変、生検、と意味を考えてしまう単語が続きます。このような説明を受けたことのある患者さんは多いと思います。

医者はかぜのことを「感冒」と表現しますが、「カンボウ？」と聞き返されることが非常に多いです。「かぜです」と説明すると、ああそうですか、と納得されます。

「キョウヘキがヒコウして」は、「胸の壁が厚くなっていて」に

医療者どうしの会話では、専門用語を使いながら話をします。共通言語で会話したほうが理解がスムースだからです。朝から晩まで専門用語に漬かっていると、そうした表現が当然のように感じられてしまいます。

民放各局が番組改編期の穴埋めに放送する「警察24時」という警察密着取材の番組があります。そのなかで警察官が容疑者に、「いまからあなたをゲンタイします」という場面がよくありますが、容疑者が「えっ？」という表情を浮かべ理解していないのがわかりま

す。「ゲンタイ」は現行犯逮捕、つまり目の前で起きた犯罪について令状なしで逮捕するという意味で、犯罪を繰り返し何度も警察のお世話になっている人なら意味はわかりますが、初犯で逮捕される容疑者にはわかりません。警察官もこうした略語には気をつける必要がありますが、医師も同じといえます。

患者さんとの会話の際に、おもわず専門用語が口に出てしまうことは、英語での診療でも同じです。欧米人の患者さんに痰があるかどうか聞くとき「sputum」と聞いてしまうのですが、これは日本語の「喀痰《かくたん》」というのと同じで、実際は「phlegm」(痰)と表現しないと、えっ?という顔をされてしまいます。

私はＮＨＫの記者時代、誰にでも理解されやすい言葉で原稿を書くよう教育されてきたため、患者さんとの会話でもわかりやすい言葉を用いるよう心がけているつもりですが、それでもときとして医療用語が出てしまい、いい直すことがあります。

冒頭で例示した会話は、もっと平易な言葉遣いをする必要があります。

「胸の壁が厚くなっていて右肺の上のほうにも複数の塊が見られます。悪性の疾患が考えられますが肺から出てきたものなのか、肺以外の臓器から転移してきたものなのか現時点ではわかりません。まずは病気の部分のサンプルをとって調べる検査と、肺以外の臓器に原因となりうる病気がないか全身のチェックを行います」

こういえば理解しやすいでしょう。

「腫瘍」はがん？「診断のような治療」って何？

一般の人に誤解されやすい用語の一つに「腫瘍」があります。医療者は、細胞が増えて固まりになったものをすべて腫瘍とよびます。

肺や肝臓に何か塊があるとします。これは良性、悪性を問いません。肺に腫瘍があり、サンプルをとって調べて良性なら、良性腫瘍です。悪性なら悪性腫瘍であり、がんと言い換えることもできます。

われわれは良悪がついていないものをあわせて腫瘍とよびますが、患者さんは腫瘍と聞くとがんを考える方が多いので、私は安易に腫瘍という表現を使わないようにしています。

「診断的治療」という表現も患者さんには難解です。診断と治療は違うのに、診断のような治療ってどういうこと、と思うに違いありません。

私の専門分野で説明します。Aさんは咳が1か月続くため来院しました。レントゲンを撮影すると右肺の上のほうに異常な影があります。影は悪性のものではなく何らかの炎症のように見え、レントゲン画像のパターンから結核がもっとも疑わしいと考えられました。結核と診断するためには痰を顕微鏡で見て、結核の菌がいることを証明しなければなりません。しかし、何度か痰を検査したものの、結核の菌は見つかりませんでした。そこで私は患者さんに提案します。

「あなたの病気は結核だと思うのですが証拠は得られませんでした。もし結核なら、このまま放置するとさらに影が広がって熱が出たり、他人に感染させたりする状態になりかねません。結核として治療を始めたいと思います。薬を飲みはじめて影が小さくなっていけば、それが結核だという証明になります」

患者さんは治療に同意され、治療薬の内服が始まりました。2週間後のレントゲンで肺の影は少し小さくなり、さらに2週間後には明らかに縮小しました。これで患者さんが結核だと診断がついたわけです。このように、推測に基づいて治療を開始し、治療効果を確認することで診断を確定させる方法を「診断的治療」といいます。

「ショック死」は、驚きのあまり死んでしまうことではない

「姑息的に手術をする」という表現もわかりにくいでしょう。通常手術をする場合には、病気をすべて取り除いて完治を目指します。しかし進行したがんであれば手術をすることで体力の低下を招き、命を縮めることになりかねませんので、通常は手術を行いません。しかし、大腸がんなどの場合、がんが大きくなると大腸が詰まってしまい、患者さんは腹痛や吐き気に襲われさらに体力を奪われてしまいます。

それを避けるために、がんを取り除くのではなく、腸が詰まらないように手術を行います。つまり、疾患の根治を目的とするのではなく症状の軽減や苦痛の緩和などを目的とした治療や手術を姑息的と表現するのです。

ところで、「姑息」とは本来「一時の間に合わせにすること」「その場しのぎ」という意味なのですが、「卑怯な」という意味だと誤解している人が70％と圧倒的に多いのです[4]。

本来の言葉の意味が正しく理解されていれば、「姑息的に手術する」の意味は理解できるのでしょうが、誤解が広まっていくなかで、医療用語では本来の意味を持ち続けているため、勘違いされてしまうという興味深い事例だと思います。

事故の被害者が出血性ショックで死亡したという報道に接したことがあると思います。しかし、医療用語としての「ショック」の意味がわかる人がどれほどいるでしょうか。ショックというぐらいだからきっとたいへんな衝撃を受け、それが原因で死んでしまったのだろうという理解だと思います。原稿を書いているマスコミの人もショックの意味をわかっていません。医療用語としてのショックは専門用語としての意味を持つため誤解されやすいのです。

ショックというのは、血液の循環に不具合が生じて、脳や体中の臓器が酸素不足となってしまい非常に危険な状態になっていることを指します。このうち出血によるものは出血性ショック、スズメバチに刺された後などに起こる強いアレルギー反応によるものはアナフィラキシーショックといいます。ニュースでは「出血性ショックで死亡」といわずに「出血がひどく死亡した」と言い換えればいいのですが、医療用語がそのまま用いられているのです。

日常のニュースですら、誤解されやすい言葉が使われていることを考えると、医療現場の言葉の難解さは尋常でないことがわかると思います。難解な単語が羅列されると、医師は説明をしたはずなのに、患者さんは理解できていないという食い違いを生じ、それが医療紛争の一因になる可能性があります。

調査によると、約80％の人が、医師が患者さんに対して行う説明の言葉のなかに、わかりやすく言い換えたり説明を加えたりしてほしい言葉があると考えているようです(5)。

言葉の問題だけではなく、コミュニケーション技術を磨く

こうした事態は、患者さんにも医師にも不幸なことです。これを受け、国立国語研究所では２００９年3月、「病院の言葉」をわかりやすくする提案を行いました。

このなかでは、病院の言葉が、医療者同士が医療の専門家として互いに交わす専門的な言葉と、医療者が患者さんやその家族を相手にして使う言葉に分類されており、後者につ

いてわかりやすくする工夫を提案しています[6]。医師をはじめとする医療者は、自らの言葉が難解なのかどうか気づかないことが多いので、この提言は非常に参考になると思います。もちろん、診療や病状説明の際に患者さんの様子を観察していれば、患者さんが意味をきちんと理解できているかどうかある程度察することができるはずです。

たんに理解しやすい単語を使うということだけでなく、一般的なコミュニケーション技術を磨く必要があることはいうまでもありません。

気づきにくい、「かかりつけ医」の大きなメリット

２０１６年度から、紹介状を持たずに大病院を受診した場合、患者が5千円以上を追加料金として支払う仕組みを導入することになりました。５００床以上の約２５０の大病院が対象です。

じつは、２００６年の時点でも２００床以上の病院で追加料金を徴収できるのです。私のいた公立病院では「非紹介患者初診加算料」として、３千円（税抜き）を徴収していました。金額は病院により異なり、１千円から4千円が多いのですが、全く徴収していない病院もあります。今回の厚生労働省の方針では、５千円以上の徴収を義務化します。

紹介状なしに大病院を受診するとき追加料金がかかるのは、ひどい？

このニュースが報道された際、一部のテレビニュースやインターネットの書き込みを中

心に「患者の受診機会が奪われる」という批判的な意見が見受けられました。また、ある政党はその機関紙のなかで「医療保険改悪法案の中身」と称し、この徴収制度を例示しています。しかし、本当に批判されるべきものなのか、冷静に考える必要があります。

この制度は、症状が軽い患者さんが直接大病院を受診することを抑制することを目的としています。比較的規模の大きな病院で勤務医をしていると、救急車で運ばれてくる重症の患者さんの担当をする機会が多くあります。また、入院している患者さんは、集中治療室で全身の管理が必要な人や、がんの治療を受けている人などが中心になります。

こうした病院の外来は、本来、周囲のクリニックで治療を受けたものの改善がなく、詳しい検査が必要な人や、重篤な疾患が疑われるため専門的な検査や治療が必要な人が、直前に診察した医師の紹介状を持参して受診するのが一般的です。

このような患者さんを外来で初めて診察する際には、じつはものすごく時間がかかります。クリニックから持参した紹介状に目を通して概要を把握した後、患者さんからさらに詳しい病状を聞かなければなりません。患者さんが症状に気づいてからクリニックを受診するまでの経過、前医の治療を受けて病状にどのような変化があったのか、これまでかかった疾患や現在内服している薬剤の名前や量など、診断につながる情報をすべて洗い出します。

病歴聴取といわれるこの作業は、診断を正確に行ううえでもっとも大切で、5分や10分で終わらないこともあります。次に体全体を診察し、採血などの検査をオーダーします。患者さんが診察室を出て検査に向かうと、やっと次の患者さんを診ることができます。

大病院は早く治る？　大病院なら点滴してもらえる？

本来、精密検査や高度な治療が必要な患者さんのための大病院を、クリニックや小さな病院より信用できる医療機関と考え、気軽に受診する患者さんもいます。

64歳のAさんは前日から鼻水が出てのどが痛く、今朝は37度2分の微熱があるため、病院を受診しました。受診の理由は明日会社で大切な会議があり、早く回復したいからです。市販のかぜ薬を内服していましたが、病院の薬のほうが良く効くと考えて大規模病院の呼吸器内科を受診しました。

診察したところ、咽頭（のど）が少し赤くなっていますが呼吸の音に問題はなく、体の他の部分にも目立った異常は認めません。急性上気道炎、いわゆるかぜと診断しました。かぜは薬で治療することはできず、不快な症状を抑えて自らの免疫力で回復するのを待つ治療が選択されます。総合感冒薬の他、咳を軽くする薬を5日分処方して帰宅となりました。

22歳のBさんは前日会社の飲み会に参加しました。「若いからたくさん食べなさい」とすすめられ、焼肉を腹一杯食べました。自分の許容量を超えてお酒を飲んでしまいました。朝からみぞおちの部分が重く、軽い吐き気があります。腹は痛くないものの下痢があり朝から数回トイレに行きました。

大きな病院で点滴を受け、早く回復したいと大病院の消化器内科を受診しました。発熱はなく、診察では腸の動きがやや早いものの特段の異常は認めません。水分も十分摂れており、点滴の必要もありませんでした。検査は必要ないと判断され、吐き気止めと乳酸菌の入った整腸剤を3日分処方され帰宅となりました。

二つの事例の何が問題なのでしょうか。

最初の事例では患者さんが自分の症状はかぜによるものと認識していましたが、病院の薬のほうが効果があると感じ、病院を受診しました。かぜのほとんどはウイルス感染によるもので、ウイルスに効く薬はありません。したがって、症状を軽くして体を楽にし、自然に治癒するのを待つというのがかぜの治療です。

この薬はどんな小さなクリニックも常備してあるか、処方箋を発行してもらえます。クリニックを受診すれば、患者さんはその目的を十分に達成できるのです。

二番目のケースでは大きな病院で点滴を希望して受診しましたが、必要ないと判断されました。暴飲暴食による体調不良で医療機関を受診するというのもなんとも情けない話ですが、大きな病院であれば点滴が受けられるという発想にも問題があります。

暴飲暴食によるものではなくウイルス性の胃腸炎、いわゆる「お腹のかぜ」によるムカつきや下痢も整腸剤や吐き気止めで治療できることがほとんどです。われわれが日常で経験する体調不良の多くは、町のクリニックで解決することができます。

「町のお医者さん」は、診察が古い？

病院よりクリニックのほうが待ち時間が短いことを考えても、クリニックを受診するのが良いと思いますが、なぜこの流れが定着しないのでしょうか。

先にも触れましたが、ときに患者さんがクリニックを「町医者」と表現することがあります。

「かぜと思って町医者に行ったのですが良くならないので受診しました」

「町医者じゃだめだと思ったので」

たいへん残念なことではありますが、このような場合、患者さんは「町医者」という言葉を病院と比較して「たいしたことのない医療機関」として位置付けていることが多いと感じています。なぜこのように低い評価になってしまうのでしょうか。理由はいくつか考えられます。

「町医者」と表現した患者さんにクリニックの評価をたずねてみることがあります。

「受診したが、のどを診察されただけで、かぜですといわれた」

「この薬を飲んで休養を取りなさいといわれ、こちらの話を聞いてもらえなかった」まず、診察が十分でないと感じている人や、一方的な診察が多いと感じている人がいるようです。

かぜで循環器内科や消化器内科を受けてもいいの？専門家が進むクリニック

最近の医学部では、医療面接や身体診察の方法を教える授業を取り入れており、初期研修医の指導の際もこうした教育が重視されるようになりました。たとえば、「それはたいへんですね」と患者さんに共感をしたり、相づちを打ったりするコミュニケーション技術まで教えます。また頭から足の先まで一通り診察する技術も修得します。

したがって、若い医師は患者さんと双方向のやりとりをすることに比較的慣れています。

一方、クリニックは単独で診療しているため、コミュニケーションがパターナリズムに陥ることがあり、それが修正されにくいのかもしれません。

こうした診療スタイルが、患者さん側からすると、患者の意見を十分に聞かず適切な診療を行わないと感じさせるのかもしれません。

専門志向の強いクリニックが増えていることも、患者さんが「かかりつけ」としてクリニックを利用しにくい理由ではないかと考えます。

最近は「○○内科」ではなく「○○循環器内科」「△△消化器内科」など、特定の診療科を掲げるクリニックを目にするようになりました。前出の資料によると、特定の診療科を掲げる内科クリニックの医師の割合は2000年には11%でしたが、2012年には16%に増加しています。

診療の裾野を狭くして得意分野に特化したほうが、診察が確実でリスクを負わずに済むという医師側の心理がはたらいているのかもしれませんが、かぜで循環器内科を受診してはだめなのか、下痢で糖尿病内科はだめなのかと、患者さんはきっと悩んでしまうことでしょう。その結果として、特定の診療科しか診察できないクリニックよりも、複数の診療科がある病院を受診するほう安心できると感じられるのかもしれません。

クリニックと病院が機能分担をし、連携すれば、患者にとってメリットは大きい

少子高齢化が進むにつれ、クリニックの役割は重要になっています。高齢者はさまざまな疾患を有していることが多く、複数の診療科を受診することは本人にとって大きな負担になります。

たとえば80歳のAさんの場合です。高血圧のため降圧剤を内服、骨粗鬆症《こつそしょうしょう》でビタミン剤とカルシウム製剤を内服、若い頃の喫煙で肺気腫があり吸入薬を使用、さらに男性器にある前立腺が大きく排尿に時間がかかるため、尿の出を良くする薬を内服しています。

Aさんが大病院を受診した場合、血圧は循環器科、骨粗鬆症は整形外科、肺気腫は呼吸器科、排尿の問題は泌尿器科をそれぞれ受診する必要があります。診療科によって診療日や時間が異なるため、1日ですべての診療科を受診できるとは限りません。またそれぞれの診療科で受け付けをして待ち時間が発生するため、病院に何時間もいなければなりません。

その結果、病院で体力を消耗したり、待合室でインフルエンザなどの感染症に感染したりすることもあります。しかし、クリニックならワンストップで診療ができます。

また、Aさんが体調不良を起こし病院に入院が必要な場合、Aさんが通うクリニックの医師が入院先の病院にこれまでの診療経過や内服薬の情報を提供すれば、受け入れ先の病院の医師は容易にAさんの病状を把握できます。クリニックは高齢者にとって、たいへん利用価値が高いといえます。

さらに、往診を行っているクリニックであれば、寝たきりの高齢者がいる家庭の強い味方になるかもしれません。寝たきりの人がいると、家を留守にすることができません。日頃から介護をしている家族が体調を崩したとき、高齢者の往診に訪れた医師が家族の診察も行うことができます。クリニックと病院が機能分担をし、連携すれば、患者さんにとってメリットは大きいと考えます。

病院の医者とクリニックの医者が互いの顔を知ることが、地域医療の向上につながる

厚生労働省は医療機関の役割分担を明確にする目的で、「かかりつけ医」制度を推進しています。かかりつけ医とは、おもに地域の診療所や医院で患者さんやその家族の健康管理をする身近な医師のことです。これまでにかかった病気や日頃の健康状態、どんな薬を内服しているかなど、患者さんの病状全般を把握しているため、ちょっとした体調変化の相談だけでなく、検査や専門的な治療、入院が必要な際は、適切な病院を紹介する役割も担います。

クリニックがかかりつけ医としてその機能を十分にはたすためには、地域の病院と連携を深めることが必要です。

クリニックの立場からは、この病院に患者さんを紹介すれば安心して任せられると考える病院と連携することを望みますし、逆に病院で診療するほど病状が深刻でない患者さん

を地域のクリニックにお願いする場合、クリニックの医師の得意分野が気になるところです。そこで、ほとんどの病院には「地域連携」や「病診連携」という部署が設けられています（病診＝病院と診療所）。

ここでは、クリニックからの紹介患者さんの予約を受け付けたり、逆に退院に際して患者さんをどこのクリニックにお願いするのか選定したりします。複数の疾患があるが糖尿病が主たる病気の患者さんは糖尿病を中心とした内科診療を行っているAクリニック、大きな疾患はないがさまざまな訴えが多い患者さんは、総合診療を得意とするBクリニックというふうに、所在地や得意分野、医師のキャラクターなどさまざまな要素をもとに適切なクリニックを選定します。

クリニックの医師のなかには日々の診療に携わるだけではなく、病院で行われているさまざまなカンファレンス（治療のための意見交換）や若手医師を対象にした教育セミナーに出席して自らの診療の質を保ちたいと考える人もいます。こうしたクリニックの医師たちに、院内のカンファレンスやセミナーを公開して相互のレベルアップを図る取り組みも連携担当部署を中心に行われています。

また、地域の医師会での取り組みも見られます。私が以前勤務していた東京警察病院（東京都中野区）のある中野区医師会では、定期的に警察病院の各診療科の医師と勉強会を開いていました。

私は呼吸器科の医師として勤務しましたが、定期的に医師会の会合に出席して呼吸器疾患についてレクチャーを行いました。地域のクリニックから紹介された患者さんが入院した後の治療や退院後の経過観察についても話しあわれます。クリニックの医師からレントゲン画像の見方について説明を求められることもありました。

この取り組みは、病院とクリニックの医師が互いに顔を知って垣根を低くすると同時に、病院と地区の医師会を中心に、地域全体の医療レベルを向上させる可能性を持つものだと思います。あまねくすべての地域でこの取り組みが行われているわけではありませんが、一つの好事例としてあげておきます。

診察のデータ記載がない「よろしくお願いします」だけの紹介状

クリニックがかかりつけ医として必要だと広く認識されるためには、クリニックで一定レベルの医療水準が担保できること、地域の病院と良好な関係であり、患者さんに異変があればすぐに紹介できるシステムを構築することが必要です。そして何よりも、クリニックと病院の役割分担について、患者さんに理解を求める取り組みが大切といえます。

以前、クリニックのA医師の家庭に不幸があり、地域の医師会の依頼でそのAクリニックでの臨時診察を依頼された経験があります。その際とても驚いたのですが、「B病院を受診したいので紹介状を書いてほしい」と訴える女性が突然訪れたのです。

その女性は、Aクリニックに一度も受診したことのない初診の患者さんでした。B病院はベッド数500床クラスの大病院で、紹介状なしで受診した場合は5千円の特別料金が必要でした。私は患者さんに、いったんクリニックで診察や検査を行ったうえで必要があれば紹介状を書くと説明しましたが、明日大病院を受診したいからと納得してもらえません。

この患者さんの希望に沿う対応をすれば、紹介状はたんに追加料金を回避するための書面となります。しかし、本来の紹介制度は、クリニックで診療や治療を行って病状を評価した結果、病院でのさらなる処置や治療が必要な患者さんを紹介するのが趣旨です。

患者さんの病状はかなり長く継続する手のしびれでしたが、これまで一度も医療機関を受診したことがなく、神経学的な診察や採血検査が必要だと思われました。血液検査の結果がわかるまで3日かかるため、体の診察をしたうえで結果を待ち、紹介するかどうか判断したいと提案しました。しかし納得は得られず、私は紹介状は記載せず、直接大病院を受診するようお願いしてお引き取りいただきました。

大きな病院で勤務していると、診察の結果やデータがまったく記載されていない、「よろしくお願いします」とだけ記載された紹介状を持参してくる患者さんがいます。患者さんが大病院の受診を希望し、拒否すればトラブルに発展することもあるため、やむをえず書いたものなのかもしれません。

しかし、本来の目的を患者さんに説明するために、ときに患者さんと議論や対峙することも必要だと思います。クリニックの医師は、大きな病院で勤務している医師にはない苦労をしているのだと、このとき初めて知りました。

経過観察も治療のうち「ドクターショッピング」をしないために

同じ症状について、診察を受けるために複数の医療機関を受診することを「ドクターショッピング」といいます。

ドクターショッピングはさまざまな意見を聞けるため、有益だと考える人もいるかもしれません。しかし、前の医療機関で行った診察や検査の結果が正確に引き継がれずに次の医療機関で検査がやり直しになったり、前医の考えが伝わらず次の医師が困ったりすることが多いのです。患者さんにとっては時間とお金が余計にかかってしまします。

ドクターショッピングに陥りやすいケースはいくつかあります。発熱のように原因となる臓器が特定しにくい病気。吐き気、頭痛、腹痛などいくつもの臓器が関連するものや精神的要素のある訴え、いわゆる不定愁訴とよばれるものです。

受診した患者さんがドクターショッピングをしないためにはどうすれば良いのか。ドクターショッピングの末にたどり着いた患者さんにはどう接すれば良いのか。医師はつねに考えながら診察にあたらなければなりません。

思いあたることがないのに症状が続く？　違う病院で診てもらわなくちゃ！

Ａさんは45歳。年に一度の健康診断では痛風の原因となる尿酸値がやや高い程度で健康にすごしています。飲酒は適度で喫煙経験はありません。週末はゴルフをして楽しんでいます。

海外出張から帰ってきた10日後より軽いのどの痛みと発熱、頭痛がありました。クリニックを受診したところかぜだと診断され、総合感冒薬と解熱剤、抗菌剤を処方されました。3日たちましたが38度の熱が継続したため心配になり近くの病院を受診しました。血液検査とレントゲン検査を受けました。「炎症を示す値がやや上昇している程度だから心配ないが、熱が続くならあとはＨＩＶ感染ぐらいしかない」と説明されたそうです。

ＡさんはＨＩＶ感染に思いあたるところがまったくなく、さらに不安になり、病院受診の翌日、今度は私の病院を受診し、私が診察することになりました。

全身の診察では腫れているリンパもなく、尿検査は異常なし、採血ではやはり炎症の存在を示す項目の値がやや高いものの、細菌感染を示唆する白血球の上昇は認めませんでした。お腹の超音波検査でも異常はありません。東南アジアへの出張歴があるためマラリアやデング熱、肝炎についても調べましたが該当しません。念のため血液の中に菌が紛れ込んでいないか調べる培養検査を行ったあと、患者さんに下記の4項目を説明しました。

(1)今回の発熱は、検査結果や症状からおそらく、ウイルスの感染による発熱と考えられる。

(2)不安が強いようなので、入院しても良い。ただし医学的には入院しなくても良い状態である。

(3)感染を契機に熱をつくりだす物質を体が出し続けている、体の過剰反応が原因。自分の経験では2、3週間解熱しなかった人もいる。少々長引くかもしれないので定期的に血液検査を行う。

(4)私の病院で十分対処できるが大学病院など別の病院をどうしても受診したい場合は紹介状やデータのコピーを準備するので必ず事前にいってほしい。

経過観察は「何もしないこと」ではなく、「治療の一つ」

患者さんは自宅療養を選択し、3日に一度来院して血液検査を受けることになりました。翌週には解熱し、体調はもとに戻りました。診断は「ウイルス感染による発熱」でした。

私の経験上、患者さんが自ら受診先を変更する際、もっとも多い原因は、医師の説明不足や患者の不安だと認識しています。とくに、ある症状が今後どのくらい継続する可能性があるのか、それに対しどの検査を行うのか、最終的に改善を認めない場合はどうするのか、という点がわからないと不安が増大します。例示したケースでは熱が下がらず患者さんは二度も医療機関を変更しました。

私は、ウイルス感染による体の過剰反応が原因だと思うが、患者さんが長い間解熱しなかった経験があると説明しました。定期的に経過観察すること、別の医療機関を受診するなら書類を準備することもあらかじめ話しました。その結果、患者さんは私のもとで経過観察を受けようと決め、他院を受診しませんでした。

患者さんは自分がどのように扱われるのかわからず、不安だったのだと思います。

疾患のなかには、経過観察をしておけば次第に良くなるものや、当初は原因がわからないが、経過観察しているうちに別の症状や検査結果が出て診断のヒントとなるものが、意外とたくさんあります。私は、経過観察は「何もしないこと」ではなく、「治療の一つ」だと説明しています。こうした医師の考え方を適切に説明しないと、患者さんは不安が募り、やがてそれは担当医や医療機関への不信へと発展していきます。先を見越した説明は大切です。

もう一つ注意しなければならないのは、いたずらに不安をあおらないことです。

たとえば「背中が痛い。数日前に重いものを持ったからだと思う」という患者さんが来院したとします。診察の結果おそらく背中の筋肉の痛みと考えられ、患者さんの推測に合致します。痛み止めと筋肉をほぐす薬を出して経過を見ることにしました。もし痛みが2週間程度しても軽くならなければ、画像の検査を行って別の原因がないか調べることとします。

「重いものを持ったときに背中の筋肉が損傷を受けた可能性がありますが、痛みが改善しない場合は、他の原因を考えなければならないので、画像の検査をするかもしれません」と説明します。しかしいきなり「背中の痛みにはこの他、肺がんや膵臓がんでも起こりますし、どこかのがんが背骨に転移しても起こります」などと、リスクマネージメントのつもりで重大な疾患を並べ立てて説明すると、患者さんは不安になってしまい、ドクターショッピングを始めてしまうかもしれません。

蓋然性の高い疾患から順序立てて説明することが必要ですし、患者さんの側も経過によっては別の検査や治療が必要であることを理解する必要があるでしょう。

今後どのような経過をたどるか、医者は説明をし、患者はきちんとたずねる

ある病気と確定診断がついた場合、患者さんに必要なのは、その病気がどのような経過をたどっていくかという情報です。

たとえばインフルエンザでは、高熱が２、３日続きますが、その後解熱し全身の倦怠感も改善に向かいます。若い人の肺炎では発熱や湿っぽい咳、緑や黄色の痰が出ます。咳が

ひどければ胸が痛くなることがあるかもしれません。抗菌剤が効いてくれれば熱が下がり痰の色が白っぽくなります。ただし咳や痰が完全になくなるまでには時間がかかります。

患者さんは自分が今後どのような経過をたどるのか必ず知っておく必要があります。ほぼ経過通りに推移すれば無駄な心配をする必要はありませんし、予想外の症状が出現すれば、再度受診する必要があるかもしれません。医師は予想される経過をきちんと説明することが必要ですが、患者さんも受け身の姿勢ではなく、今後どのような経過をたどるのか、医師にたずねることが必要です。

上手な病院の受診方法

これまで、いきなり大病院を受診することの社会的弊害や、セカンドオピニオンの本来の目的、ドクターショッピングのデメリットなどについて述べてきました。

次に、患者さんが医療機関を受診する際にどうすればより良い診療を受けることができるのか考えてみましょう。

医者は、顔色、歩き方、日焼け、服の着方、食べこぼし、なども見ている

医師の診察は患者さんが診察室に入ってくる瞬間から始まります。

入室と同時に医師は患者さんの顔色や歩き方を観察します。顔色で貧血や黄疸の有無がわかります。日焼けしていれば、活動的なのか、あるいは屋外で作業に従事している人か

と想像します。足をひきずっていれば過去に脳梗塞を起こしたのか、怪我をしたのかなど考えながら患者さんが座るのを待ちます。

高齢者で衣服が汚れていたりボタンをかけ違っていたりしている人は、一人暮らしか軽い認知症のことがあります。食べこぼしの痕が服についていれば手や顔面の麻痺があるかもしれません。衣服や同伴するご家族の雰囲気からは、経済状況をうかがい知ることができます。


次に行うことは患者さんの話を聞くことです。これは病歴聴取といわれるもので診断においてとても大切です。内科の有名な教科書には「病歴聴取で疾患の80%は診断できる」と書いてあるものもあるくらいです。もちろん、事前に問診票に記入していただいているため、どのような目的で来院したか大雑把に把握することはできますが、患者さんが生で語る内容には文字にされていない情報が山のようにあるのです。

まず大切なのは、いつからどのような症状が出たのか。それに対してどのような対策をしたのか（クリニックを受診した、市販薬を内服したなど）ということです。これらを時系列に知る必要があります。その間症状が良くなったのか、悪くなったのか。どのようなときに症状が出て、何をすれば良くなるのか、などを聞きます。

病歴聴取で、診断につながるいくつかのポイントをうまく伝える

56歳の男性が私のもとに来院しました。「胸痛」があり、知り合いの医療関係者が呼吸器科の受診をすすめたのだといいます。問診票には「胸が痛い」とだけ書かれていました。男性はふだんタバコを吸っており、コレステロールが高いためクリニックで処方された薬を毎朝内服しているようです。

「胸が痛いということのようですが、詳しくお話ししていただけませんか」

最初はこのように自由に話してもらいます。

「このあたりが痛いのです」

手を開いて胸の中心部にあてました。寡黙な方のようで、話が進みません。

「いまも痛いですか」

「いいえ」

「いつ痛みがあるのですか」
「寝ているときです」

話を総合すると、10日前から就寝中に胸が痛く目が覚めるようになりました。胸の真ん中付近に重いものが乗っているような感じがし、7、8分続きます。痛みはほぼ毎日午前4時頃で5分ぐらい続き、冷たい水を飲んでいるうちに症状が改善するとのことです。深呼吸をしても痛みは改善せず、冷や汗をかくこともあったようです。

話から、心臓の周囲を走る冠動脈という血管が動脈硬化で狭くなり、心臓が酸素不足になり痛みが起こる狭心症と考えられました。採血、胸部レントゲンと心電図の検査を行うと、心電図に異常を認めました。循環器内科に紹介し心臓カテーテル検査を行ったところ、詰まりかけている冠動脈が発見され、狭心症と診断されました。

診断につながったいくつかのポイントがあります。痛みが未明に起こるとわかったこと。狭心症の多くは未明から早朝に起こります。重いものが乗っている感じ。痛みにはチクチク、ズキズキなどさまざまなタイプがありますが、狭心症や心筋梗塞では上から押さえつけられるような痛みと表現する人が多いのです。痛みが7、8分程度で収まったこと。何時間も痛い狭心症はなく、ほとんどは長くても15分か20分程度で終わります。冷や汗をかくのも狭心症の特徴です。

医師は、痛みなら、そのタイプ、場所、痛みの出る時間帯などを細かく知る必要があります。また、しびれるという表現が使われることがありますが、これは人により、正座の後のピリピリした痛みだったり、鈍痛だったり、あるいは感覚が鈍いことを指していたりさまざまです。

これらを聞き出す医師の技術が重要ですが、患者さんも自分の言葉で症状をわかりやすく表現することが求められます。しかし、いざ診察室に入るといいたいことが言葉になって出てきませんし、緊張して忘れてしまうこともあるかもしれません。そこで、自宅でメモをつくって持ってくることをおすすめします。メモを見ながらしゃべっても良いですし、メモを医師に渡して医師から質問してもらうのも良いと思います。

また、現在内服している薬を医師が把握することも非常に大切です。薬局から交付される「お薬手帳」を持参するか、内服している薬を持参して見てもらうのも良いでしょう。

「問題ありませんでした」で帰らずに、検査結果は納得いくまで聞くこと

ところで、医療機関を受診する前に、食事を摂って良いかたずねられることがあります。かぜでクリニックを受診するのであれば問題はありません。では、採血の前に食事をしても良いのでしょうか。直前の食事が採血の項目に影響をおよぼすのは、空腹時血糖と中性脂肪ぐらいです。特殊な検査を除き、この二つの項目が検査対象とならないのであれば食後に医療機関を受診してもかまいません。

胃カメラや大腸カメラの検査で食事を抜かなければならないことは当然ですが、腹部超音波検査でも、食後だと胆嚢は収縮してしまい観察が難しくなります。腸管のなかに溜まったガスが影響して膵臓も見えにくくなりますので、空腹の状態で受診する必要があります。

またCTを撮影する際に画像に白黒の差をつけたり、特定の臓器を強調するために造影剤という薬品を患者さんに注射することがあります。造影剤の副作用で嘔吐《おうと》することがまれにあるのですが、この際吐いた物が気道に逆流すると窒息の危険があります。このため、

造影剤を用いたＣＴ撮影は原則空腹時に行います。したがってこうした検査が行われる可能性がある場合は食事を抜いて受診することが大切です。

検査が終了し、結果説明を受けたら納得できるまで話を聞きましょう。数項目の血液検査が行われたのに、血液検査は問題ありませんでしたといわれて納得してはいけません。どの値が基準値を外れているのか、基準外ではあるがどの程度なので問題はないのか、きちんと問うことが必要です。

そして血液検査などのデータは必ず受け取りましょう。データは患者さんのものです。結果を患者さんに交付しない医師や医療機関はおすすめできません。

診てもらう気があるの？　という服装はなぜか

診察を受けることのできる服装で来院していただきたいというのが、医師からのお願いです。何枚も着込んでいてまったく胸や腹部の診察ができない人、つなぎのスカートを履いていてお腹の診察のときにスカートをまくりあげないといけない人がいます。タオルケットをかけるなどこちらも気を使いますが、診察までにたいへん時間がかかってしまいます。

驚くのは冬の診察の際、コートとマフラーを身につけたまま診察室の椅子に座り、まったく脱ぐ気配のない患者さんがいるのです。聴診しようとすると、「脱いだほうがいいですか」と聞かれさらに驚きます。これは、前にかかっていた医師が身体診察の手を抜いていたため、患者さんが服を脱がなくても良いと思い込んでしまっているからだと思います。

月に一度クリニックに通院しているという高齢女性が私の外来を受診した際、聴診器で肺と心臓の音を聞いたところ、「聴診器をあてられたのは何年ぶりかしら」と感動され、逆にこちらが驚いた経験があります。いつもは医師と短時間話をして薬を処方してもらっているということでした。

患者さんの服装や態度が診察に適していないのは、一部の医師たちの不十分な診療に一因があると思われます。シャツの上からの聴診では肺や心臓に音は十分に聞こえません。このような聴診をしている医師は実際には正確に音が聞けていないと断言できます。

若い女性の場合、服の隙間から聴診をすることもありますが、ブラジャーのワイヤーが邪魔をして十分音が聞こえないことがあります。聴診器はすべての面が均等に皮膚に付着していなければ音を正確に聞くことができないのです。女性の方はとくに服装に気を遣っていただけると、診察が効果的におこなえます。

「患者様」か？　「患者さん」か？

拙書のなかでは「患者」のことを「患者さん」と表現していますが、医療機関において「患者」を「患者さん」とよぶか、「患者様」とするか、一時議論になったことがあります。厚生労働省に所属する、国立病院等における医療サービス研究会が2002年3月に「国立病院・療養所における医療サービスの質の向上に関する指針」を著し、接遇態度や言葉遣いの改善の項目が設けられています。そのなかでは、「患者」の呼称の際、原則として姓名に「さま」を付することが望ましいとされています。

これがきっかけとなり、国立病院のみならず一般の医療機関にも広く「患者様」や「○○様」という呼称が普及したといわれています。この呼称は患者さんを丁寧に扱うことを意図したものでしたが、違和感を覚えた人が多かったようです。国語学者の金田一春彦さんは、著書のなかで、「患者」という言葉自体が悪い印象を与えるものであるので、患者様と、様をつけられてもうれしくないと述べています(8)。

これは災害や事故などの被害者も同様で、もともと災いを被った立場に置かれた人を指す単語なので、「被害者様」とよばれてもやはりうれしくありません。こうした意見にはうなずけます。また、医師と患者さんは対等なので、患者さんに様をつけるのには抵抗があるという意見も当時耳にしました。

病院で腹の立つ経験をする理由は、スタッフが接客に不慣れなことがほとんど

ところで、医療機関を受診したとき、医療者やスタッフの対応が悪く腹が立った経験はないでしょうか。対応が悪いといってもさまざまなケースがあると思います。

たとえば、医師が患者さんの話をあまり聞かず、あっという間に診察が終わり帰宅させられたと感じられる場合。「どうしてもっと丁寧に話を聞いてくれないのか」と腹が立つ人もいれば悲しくなる人もいるでしょう。

家族の見舞いに行ったら、ナースステーションの看護師の対応がそっけないと感じる人もいるかもしれません。あるいは会計の際の職員の対応が非常に事務的だと感じられた人

もいると思います。

これらの苦情は、私が過去に所属していた医療機関の苦情対応職員に、実際に寄せられたものです。私の独断的分析では、多くは恣意的に悪い対応をしたというより、接客という所作に不慣れな医療関係者が非常に多いことに起因するものと思われます。あるはい時間に追われた対応をせまられるなかで、不本意ながら丁寧な対応ができなかったものもあるかもしれません。

高齢者を幼児のようにあつかってしまう医療者

しかし、患者さんに親しみを持って対応しているにもかかわらず、それが逆効果となるものもあります。その一つに、高齢者に対する「可愛い」という表現があります。

「おばあちゃん、可愛いね」「よくできたね」などと、横たわっている高齢の患者さんを前に医療者が口にしてしまうことがあります。この「可愛い」には、「良い歳の取り方をしている」とか「表情が温和である」とかいう前向きな意味が込められているのですが、幼児のように扱っているという強い批判があり、私もまったく同感です。

高齢者に対するこうした扱いがいまだ医療現場に見られる背景には、医療者が社会人として洗練されていないからだと思います。患者さんはふだんはどれだけ元気でも、入院が必要な状態となれば活力をなくしていますし、院内ではガウンのような入院着を着用していますので、か弱い存在として見えてしまいます。

そうした雰囲気が、患者さんと医療者が本来対等な関係であることを医療者に忘れさせてしまう、つまり感覚が麻痺してしまうことがあります。そして、年配者が年少者を扱うような言葉がときとして用いられてしまいます。

医療がサービス業であるか否かについては、医療に公的資金を注入している関係上純然たるサービス業ではないという意見が根強くありますが、高い接遇能力が求められる職場であることは間違いありません。

『「患者様・被害者様」を簡単に使う背景には、じつは「患者」や「被害者」を十分考えていないための貧弱な表現力が理由としてあると感じるのは、考えすぎでしょうか。』

表現や言葉について分析を行っているＮＨＫ放送文化研究書は、「患者様」「被害者様」という言葉についてこのように言及しています[9]。さまざまな意見があると思いますが、私はこの分析が自分の感覚に一番近いと考えています。

(1) Field M, Lohr K. Clinical Practice Guidelines:. Washington, D.C.: Institute of Medicine., National Academies Press; 1990.
(2) Eddy DM. Clinical decision making: from theory to practice. Designing a practice policy. Standards, guidelines, and options. JAMA 1990; 263: 3077, 3081, 3084.
(3) 国立がん研究センターがん対策情報センターがん情報サービス「セカンドオピニオンを活用する」
http://ganjoho.jp/hikkei/chapter2-1/02-01-07.html
(4) 平成22年度「国語に関する世論調査」の結果について　文化庁
(5) 外来語に関する意識調査Ⅱ　平成17年６月　国立国語研究所
http://pj.ninjal.ac.jp/archives/genzai/ishiki/16index.html
(6) 「病院の言葉」を分かりやすくする提案　平成21年３月　国立国語研究所「病院の言葉」委員会
http://pj.ninjal.ac.jp/byoin/pdf/byoin_teian200903.pdf
(7) 日医総研ワーキングペーパー　診療所医師の現状と課題―かかりつけ医の確保にむけて―　２０１５年11月17日　日本医師会総合政策研究機構　前田由美子
(8) 金田一春彦著「日本語を反省してみませんか」角川ｏｎｅテーマ21　角川書店　２００２年
(9) ＮＨＫ放送文化研究所　メディア研究部・放送用語　柴田実　２００７年12月１日
https://www.nhk.or.jp/bunken/summary/kotoba/uraomote/085.html

第3章

「名医」とは、いったいどんな医者なのか？

誰にとっての「名医」か、それは患者によって異なる

書店で医療関係の書籍が置いてあるコーナーを見ると、優れた病院や医師を探すための本が何種類も置かれています。

「名医ランキング」「病院の実力」「名医の最新治療」

平積みされていることを考えると、それなりに売れているのでしょう。パラパラとめくってみると、名の知られた医師が大勢並んでいて、面識のある医師もいます。

「こんなものだろうな」

正直な感想です。高名な医師たちがずらりと並んでいます。基準の多くは、手術件数、平均在院日数（入院日数）、関連病院の数、論文の数などを各出版社が独自に数値化したものです。なかには患者さんに有名人がいるとか、マスコミへの露出が高い医師などを取り上げたものもあり、何が基準となっているのか、よく理解できないものもみられます。

患者さんにとって、良い医師や医療機関に巡り合うことは、病気と向き合ううえでの至上命題だといえます。医師によって自分の一生が左右されてしまうことも、ときにはあるかもしれません。難しいとされる手術や治りにくい病気を克服するために、理想の医師を探したいという気持ちは誰でも同じだと思います。

医師の私でも、自分が病気になったときにはよい医師を探そうと思っています。

しかし、最大の疑問は、良い医師、良い病院とよばれるものは、いったい何なのかということです。これは、患者さんの価値観により、かなり尺度が異なるわけで、この問題をどう整理すれば良いのか悩みます。

理想の医者は、どこにいるのか？

かつて、希望する薬をすぐに処方してくれる医師が好きだという患者さんに会ったことがあります。私は納得がゆかず、その患者さんのいう「良い医師」として振る舞うことはできませんでした。

自分が推薦する治療方針をはっきりと伝える医師が良いという人もいれば、さまざまな選択肢を提示せず患者さんに選ばせない医師は信用できないという意見もあります。複数の治療法を提示して「どれが良いか一緒に考えましょう」と、患者さんとその家族を集めて話をした際、「どんなに具体的に説明されても素人にはわからないので、先生の意見に従います」と、私1人での決断を求められたこともあります。

治療方針を十分に説明し、納得していただいたと思っていた患者さんが数日後に来院し、「〇〇病院で治療しようと思うので紹介状を書いてください」といわれた経験もあります。この患者さんにとって理想の医師は別のところにいたわけです。少し落ち込みますが、紹介したりされたりするのはお互い様ですから、サラリと流すようにしています。

大学の教授やマスコミに登場する医師のなかにはもちろん素晴らしい腕前を持つ医師がいますが、患者さんそれぞれが思い描く理想の医師であるかどうかということは、別問題です。技術的に卓越しており、人格的にも申し分のない医師がなかにはいるでしょうが、皆人間ですから技術にも人格にもばらつきがあります。こうした医師たちのなかから、理想の医師を見つけ出すのは容易ではないでしょう。

結局のところ、技術や診断レベルが一定以上あり、常識的で、自分と波長があう医師が、良い医師だということなのかもしれません。

患者に最大のメリットがあることが、最高の医療機関

では、良い医療機関とは何でしょうか。ホテルのコンシェルジュのような係員がいて、施設は豪華、「〇〇様」と出迎えてもらえる病院でしょうか。施設は古く汚くても、急患を嫌がらない病院が良いという人もいます。かぜや腹痛ですぐ点滴をしてくれるクリニックに行きたいというビジネスパーソンもいます。これも人の尺度によってずいぶん異なります。

どのような医師や医療機関が患者さんによって「良い」のかいくつかのケースで検討してみましょう。

肺がんの患者さんの手術を外科医に依頼する事例で考えてみます。初期の肺がんでがんの一部分を切り取りさえすれば完治が予想されるもの。たとえば右肺の上の部分に直径2

センチのがんがあり、どこにも転移していないとします。そうすると右肺の上の部分だけを切り取れば手術は終わります（右上葉切除）。

過去の肺の病気や怪我が原因で肺が体の内側にくっついてさえいなければ、手術は比較的簡単です。普通にトレーニングを積んだ呼吸器外科医なら手術が可能と考えられ、患者さんには地元の病院での手術をすすめます。なぜなら、がんの手術は肺を切り取れば終わりというわけではありません。術後に創の処置のため通院が必要ですし、術後は定期的にレントゲンやCTを撮影して再発が本当にないか確かめる必要があります。

こうした経過観察は、自宅や職場の近くにある身近な病院で行うのが非常に便利です。手術の執刀医やその同僚の医師のいる医療機関で、手術から術後の経過観察まで一貫して受けられることが患者さんにとって大きなメリットといえます。ですからこのような患者さんを遠くの有名病院や医師のもとに私から紹介することはありません。

しかし、ときには週刊誌やインターネットで有名な医師を調べてきて、「この医師に執刀してほしい」と要望される患者さんもいます。この場合は、指定された医師宛に紹介状を記載して持参してもらいます。

　ただし、その有名な医師が手術にどれくらい関与するのか、私にはわかりません。仮にその医師の手術を受けることができるとしても、初回の診察を受けるまで相当期間待たなければならないかもしれません。簡単な手術であれば、一部分のみを有名医師が行い、大部分の処置は若手の医師に委ねていることもめずらしくありません。また、指導医的立場で観察するのみで、すべての過程を部下が執刀することもあります。ですから、その医師に執刀してもらうというよりは、その医師のもとで手術を受けるのだととらえたほうが良いかもしれません。

自分の患者を、適切に他の医者に紹介できてこそ名医

　逆に、手術がうまいと評判の医師に紹介するケースです。肺の付け根にがんがある場合、手術でその肺を全部とってしまうと、患者さんの呼吸機能が著しく低下してしまいます。そこで、付け根の腫瘍と一部の気管支を切り取って他の肺を温存するスリーブ切除という術式を選択することがあります。この場合、たんに肺を切り取るのとは異なり、気管支の

途中の部分も切り取ってしまうので、残った気管支どうしをつなぎ合わせる作業が必要です。

こうした複雑な手術が必要な場合は、患者さんの家や職場から遠く、患者さんに時間的な負担がかかると思われる場合でも、技術力の高い医師を指名して紹介することがあります。

紹介する側の医師の判断も重要になります。手術を外科医に委ねる内科医は、自分の施設の外科医や外部の医療機関の外科医が、どれだけの技量を有しているか把握しておく必要があります。この手術だと自分の施設で十分対応できる、あるいはこのケースは別の施設にお願いしたほうが良さそうだ、などという判断ができなければなりません。

自らの外科チームの実力を率直に評価し、「この患者さんは別の病院に紹介したほうがいいよ」と親切に助言してくれる外科医もいましたが、「どうして他に紹介したのだ」と気分を害してしまう人もいます。外科医の性格や技量を的確に把握して、患者さんの状態にマッチする良い外科医を見つけ出すのは、紹介する内科医にとって腕の見せどころです。

自分の患者さんを適切に外科医に紹介できる内科医は、患者さんにとって良い内科医といえます。

ホームドクターの名医とはどのようなものか

手術を選択しないがんの場合、抗がん剤を用いた治療や放射線治療で対処することになります。抗がん剤の治療は、がんのタイプによってどの薬剤を使用するのか決まっているため、施設による治療結果の差が大きく異なることは考えられません。放射線の治療も、がんにあてる放射線の量はがんの種類や場所によってある程度決められています。化学療法と放射線治療を日常的に手がけている施設であれば、あれこれ思い悩んで優劣を検討する必要は、私はないと思います。

自宅や職場から通うことができる病院で、患者さんと医師との相性が合うのであれば、近隣の病院を選ぶのが良いでしょう。

私の知っている患者さんは、どうしても有名病院で治療を受けたいと、自宅から一時間半かかるK病院で治療を受けることを選択しました。しかし次第に体力が続かなくなり、K病院での治療を断念しました。当初診断された自宅近くの病院でその後の治療を受けようと試みましたが、病状が進行したため治療の継続は困難となり、最終的には療養を目的に別の病院に入院しました。

この患者さんの場合、どの病院で治療しても経過は同じだったと思われ、自宅近くの病院で治療をしていれば家族との時間がもっと確保できたのではないかと思います。

標準的な治療ができれば、近隣でこまめに見てくれる医療機関や医師が、患者さんにとっての良医となると思います。


かかりつけ医、いわゆるホームドクターの良医とはどのようなものなのでしょうか。

昔は地域の医院の医師が、ある家のおじいちゃん、おばあちゃんから孫の健康まで一手に引き受けることもありました。「わが家の健康は○○先生に任せている」という家庭が多くありました。一家の健康を任された医師はどんな病気でも診察していました。高齢者の肺炎から子どもの発熱、予防接種まで対応できたのです。

診療科がいまほど細分化されておらずオールマイティーに対応できる医師が多かったこと、患者さんの側も医師に細かい要求をしなかったことが、こうした一家丸ごと診療を可能にしていたのかもしれません。現在でもこれはとても大切なことと思います。

医者は「ゴングが鳴ったら必ず一度はリングにあがれ」

「まずは、あの先生に診てもらいたい。だめならどこかに紹介してもらおう」

こう思える医師が近所にいたら、とても幸運だと思います。そのためには、医師はどのような相談が来ても、一度は全身全霊をもって診察しなければなりません。

私が研修医のとき、指導医から「ゴングがなったら必ず一度はリングにあがれ」と何度も教えられました。自分の専門かどうかにかかわらず、診察の依頼が来たら必ず診察して答えを見つけ出す努力をしなさい、という意味です。

どんな訴えの患者さんでも、いったんは引き受けようと努力する医師の多くは、自分の限界も知っていますから、手に負えない、わからないと感じたときは別の医療機関に適切に紹介するはずです。自分の限界を知りつつ、可能な限り患者さんと向き合おうとする医師は良い医師といえるのではないでしょうか。

患者が、自分で経過を観察できる説明があれば信頼できる

患者さんは、医師の説明をしっかりと聞いておく必要があります。

「いまはこう考えるけど、症状が改善しなければ大きな病院に紹介します」とか「念のためにもう一度来院を」と指示して経過をしっかりと見ようとする医師は信頼して良いと思います。逆に、「かぜですから薬を出します」と1回で診断を完全に固定させてしまう医師は危険だといえます。

疾患には必ず例外があり、特殊な経過をたどるものや、「Aと思っていても別の症状が出てきてBとわかった」ということもよくあります。「かぜと考えられるが、まれに◯◯ということもあるので、違った症状が出たらまた来てください」「痛みが途切れずに続いたり吐いたりした場合は、さらに検査を追加します」など、経過が予想とは異なる際のオプションをきちんと提示する医師が信頼できます。

「胃がムカムカするので胃炎だと思います」

患者さんを診察し、胃炎として薬を出して帰宅していただいたところ、2日後に右の下っ腹が痛いと再来院して調べてみたら虫垂炎、いわゆる盲腸でした。虫垂炎が、はじめは胃炎に似た症状がでて、診断のつかないことは多くの医師が認識しています。最初に胃のムカムカから始まり次第に右の下っ腹が痛くなりCTを撮影したら虫垂炎だったという顛末です。胃がムカムカしている患者さんで少し怪しいと思ったときは、「もし右の下っ腹が痛くなったり、食欲がなくなって微熱がでたりすると、虫垂炎を疑わなければならないかもしれません」

このように説明しておくと、患者さんも自分自身を観察することができます。結果、胃薬でムカムカが改善すれば安心するでしょうし、医師の示唆した経過と同じだと気づいたら覚悟を決めて再び受診することになるでしょう。予想される経過をきちんと説明する医師は、長くお付き合いしておいて良いのではないでしょうか。

患者さんによって良い医師や施設は、疾患の特性や患者さんの状態、患者さんの好みによって大きく異なることが、少しおわかりいただけたでしょうか。

書店やネットで手に入る名医や病院のランキングはあくまでも参考にすぎません。ミシュランガイドなどのレストランのランキング本もそうであるように、かならずしもすべての人が満足するとも限らないのです。「こんな病院もあるのだな」と参考程度にしておいて、まずは近隣の医療機関で話を聞き、五感を使って相性を確かめてみるのが良いでしょう。

名声や評判ばかりで選んでいても、自分にとっての「名医」には会えないのかもしれません。

救急車をよぶ前に考えるべきこと

地域の第一線病院で救急の当直をしていると、救急車の使われ方があまりにもひどく、絶望感に襲われることが何度もあります。

「帰りは救急車で送ってもらえないのですか？」

冬の深夜2時に救急隊からの連絡。21歳の男子大学生、昨日から熱があり今日も下がらないため救急車をよびました。救急隊からの連絡では、自宅から病院までは近く、5分以内で到着するとの情報です。救急車が到着し救急隊員が後部のドアを開けると大学生は歩いて救急車から降りてきました。恋人が付き添っています。話を聞いてみると、前日から38度の熱があり軽い頭痛もあるとのことです。食事は食べられておりり意識もはっきりしています。

血液検査、レントゲン検査とも異常はなく、のどの検査でインフルエンザであることがわかりました。解熱剤を処方して帰宅していただくことになりましたが、「帰りは救急車で送ってもらえないのですか?」と驚くような質問を真顔でされ衝撃を受けました。

さすがに、ひと言指導しようと思っていたら、横にいた女性看護師が「あのね、救急車はそのように使う乗り物ではないのですよ」と優しくさとしてくれました。「そうですか」と大学生は素直に納得し、タクシーをよんで帰宅しました。住所を見るとタクシーで1メーターの距離でした。まさにタクシー代わりに救急車が使用された一例です。

包丁で手を切ったと救急車で来院した50歳の主婦。救急車から降りたときには出血は止まっており、傷口は縫う必要もない小さなものでした。テープで傷を固定して帰宅となりました。切った直後は血が出て、きっとあわてて救急車をよんだのだと自分にいい聞かせながら処置を行いました。

1週間前から食欲がない。眠れない。飲みすぎて吐いてしまった。耳かきをしていたら血が出た。入院の必要がない人がひと晩に二度も救急車で来院した事例も経験しています。首をかしげたくなるような救急要請が数多くありますが、救急隊は泣き言もいわず愚直に搬送します。

救急隊を叱り飛ばす医者、救急隊の奥の手

「先生、すみませんね」

病院に到着した救急隊員が、患者さんにはわからないように医師にこう小声でいうことがあります。救急隊は、本来救急車で運ばなくても良さそうな人を運んできたことを、医師に詫びているのです。

そしてこの「すみません」にはもう一つ意味があります。救急隊が、本来救急車が不要な患者さんの受け入れ要請を医療機関にするときのことです。医療機関から「軽症だからウチ（自分たちの病院）でなくてもいいでしょう？」「どうしてこの時間なの？」と嫌味をいわれ、断られ続けることがあります。このため、「受け入れてくれてありがとう」という意味も込められているのです。

私はこれまで、救急車の受け入れを断わらない方針の医療機関でばかり勤務しており、

断るのはどうしても手がまわらないときだけでした。しかし、救急告示病院のなかには、こうした患者さんの搬入を認めないところも数多くあります。

困難な状況のなかで、搬送先を探し続ける救急隊員には本当に頭が下がる思いです。しかし、救急隊を叱り飛ばしたり、冷たい態度をとったりする医師もいます。深夜や早朝に救急車で軽症の患者さんが運ばれてきて、診察しなければならない医師の気持ちはわかります。しかし、救急隊に怒りをぶつけても何の解決にもなりません。

一方で、救急隊に非がある場合もあります。患者さんが酩酊《めいてい》している場合や、暴言がひどく複数の病院で要注意人物とされているため運び先がない患者さんを、その事実を明らかにせず運んでくることがときにあるのです。その場合、私は救急隊に強く対応することもあります。

しかし、これらのケースは、たんにやっかいだという理由で搬入を断る病院が多いため行き場がなくなってしまい、救急隊が困りはてて、奥の手に出てしまった場合がほとんどで、やはり感情に任せて救急隊員とやりあっても問題の解決にはなりません。

強くいわれた救急隊員も、きっとやるせない気持ちになっているに違いなく、救急業務に携わる同業者同士でいがみ合うのは建設的とはいえません。

怖くなって救急車をよぶことは、誰も責められない

患者さんに厳しく注意する医師もいますが、これも良策とはいえません。たしかに救急車をタクシーとして利用する確信犯が存在します。意図して救急車を利用するケースがどのくらいかを数字で示すことは困難ですが、少ないとはいえません。ところが、なかには状況がたいへん深刻だと感じて救急車をよんでしまう人もいるのです。

たとえば、鼻血はテッシュペーパーなどで圧迫しておけばほとんど止まるのですが、血液が口のなかに流れ込むと、患者さんは怖くなって救急車をよんでしまうこともあります。たいていの場合、病院に到着する頃に鼻血は止まっていますが、怖くなって救急車をよんだことを責めるわけにはいかないでしょう。

また、５歳くらいまでの子どもに多い熱性けいれんも同じです。脳が未熟な小児は発熱時にけいれんを起こすことがあります。多くの場合、成長にともなってけいれんは見られ

なくなり、後遺症もありません。このけいれんは2、3分で自然に止まるため、救急車が病院に到着したときには子どもは元気にしています。しかし、目の前でわが子のけいれんを見るのは恐怖なので、けいれんが数分で止まれば問題ないとわかっていても救急車をよんでしまう親の気持ちは理解できます。

高齢者施設の人手不足のためによばれる救急車、なかには看取りのためによぶことも

私は、高齢者施設が救急車を正しく使っていないケースが多いと考えており、非常に気になります。

高齢者は体力が弱っていてベッドのうえで生活している人が多いので、肺炎や腎盂炎という尿の感染症になって熱が出ることがあります。施設には、昼は看護師が勤務していることがあり、少々の発熱や体の異常には対応できますが、夜間は看護師が帰宅してしまい、ヘルパーの職員しかいないという施設があります。

そうすると、夜間に熱が出るとすぐに救急車がよばれ病院に運ばれてきます。

ある施設は比較的病院の近くにあり、搬送用のワゴン車もあるのですが必ず救急車で来院するので理由を聞いてみました。すると、夜間は車の運転手が誰もいない、さらに、施設にも職員が十分にいないので、早く運んですぐに施設に戻らなければならず、救急車をよぶのだということでした。また、施設の医療職が夜間は不在なため、朝まで様子を見ていいのか判断ができず、施設のマニュアルには救急車で病院に行くよう書いてあるという話を聞いたこともあります。

夜間や休日の健康管理は地方自治体（消防）と近隣の医療機関に任せきりというのはいかがなものでしょう。

最近では、施設に入所している高齢者がいよいよ最期となり、看取りのために救急車がよばれて救命救急センターに運ばれている事例も増えています。

せめて、軽症の入所者は施設が病院に運ぶぐらいのことはしてもよさそうですし、看取りについても施設が責任を持ち、職員の体制を整えたり訓練をしたりすべきでしょう。高齢者施設に、夜間の対応や看取りの体制を整備させたうえで、施設の設置や運営の許可を出すようにすべきではないでしょうか。

しかし、労働力のわりに給与が安く介護職離れが進んでいる現状では、そのような対応は難しいという意見もあります。

本当に救急車が必要な人を運ぶのに、時間がかかってしまう

総務省消防庁によると、2014年中の救急出動件数は過去最高の598万2千件あまりで、5・3秒に1回の割合で出動しています。うち急病が378万件、一般負傷は88万件です。一方、2013年中の救急出動のうち、入院を必要としない軽症は49・6％あり、半数が本来不要な救急出動であったことがうかがえます(1)。

急病の378万件のうち65歳以上の高齢者は203万人を占めており、高齢化が救急出動の件数を押しあげていることがわかります。高齢者が自分では軽症かどうか判断できずに救急要請した事例や、独居の高齢者が不安を募らせ要請する事例もふくまれます。軽症と分類されたすべてがまったく不要な救急要請だったとは一概にはいえず、高齢化問題とリンクして考える必要があります。

出動件数の増加にともない、１１９番通報を受けてから患者さんを乗せ病院に到着するまでの時間は39・４分で10年前の30分から９分あまりも長くなっています。不要な救急車の利用は、本来外来受診で済むはずの患者さんが救急センターに運ばれ、医療の現場をより多忙にさせてしまうばかりか、本来救急車が必要な人を医療機関に運ぶまでの時間にも影響をおよぼしています。

救急車の適切な利用を推進するため、たとえば東京消防庁救急相談センターでは＃７１１９に電話して症状を相談すれば、救急車をよんだほうが良いか、ただちに病院に行ったほうが良いか相談に応じてくれます。さらに夜間や休日に対応してくれる医療機関も紹介しています。このサービスは24時間年中無休で、当番の医師や看護師、救急隊経験者が、対応しています。

また、慢性疾患で療養している患者さんは、夜間や休日に急な体調変化が起きたとき、どこに受診すれば良いのか日頃から担当医と話をしておくことが重要です。

軽症の人は有料に？　でも、誰が軽症と判断するのか

救急車の有料化が解決の一助になるという意見があります。財務省の諮問機関、財政制度等審議会は２０１５年５月、軽症者に対する救急出動の有料化を検討してはどうかとの提言を行いました。有料化の話を始めると「弱者の切り捨てだ」と大騒ぎする人がいるのですが、限られた財源を使って公共サービスを運用するためには、理想論ばかりではだめで、まずは俎上に乗せてきちんと議論することが必要です。

救急車の出動経費は１回につき４万円あまりかかるといわれています。海外ではアメリカのロサンザルスで４万５千円、ホノルルでは６万円前後、オーストラリアのゴールドコーストでは９万円あまりが徴収されています。

徴収を軽症者に限るという考え方がありますが、軽症者だと誰がどのように判断をするのか非常に難しい問題です。入院が必要でなかった人を軽症とするのが合理的だと思いますが、なかには自分が重症と考えて救急車をよぶ人もいますので、軽症という判断に納得

がいかない人も出ることでしょう。また、軽症とされないために、本来必要のない入院を求める人が出ることも考えられ、医療現場が混乱するおそれがあります。

生活保護を受けている人や高齢者からも同等に徴収するのかという問題も生じます。さらに、料金を徴収されたくないため、重症なのに救急車をよばない人が出る懸念も指摘されています。消費税の軽減税率ように、課税するものとしないものを設けてしまえば、困るのは医療現場です。これを防ぐために利用者全員から徴収することが必要だと思います。

料金がタクシー代よりも安ければタクシー代わりに救急車をよぶ人が出るおそれがあります。当初は搬送費用全額を担保する額ではなく、５千円程度を徴収するのが良いのではないかと考えます。また、生活保護を受けている人や母子家庭などにかんしては、支払い金額を別途設ける必要があるでしょう。

導入までには紆余曲折が予想されますが、議論を進めなければならない問題だと思います。

病理解剖が、未来の患者を救う力は大きい

病院に入院していても、残念ながら元気に退院できる方ばかりではありません。私のいた内科や呼吸器科では、高齢の患者さんを担当する機会が多く、多くの方が肺炎でお亡くなりになりますし、30代の若さでがんで亡くなった方もいます。

みなさんは「病理解剖」という制度をご存知でしょうか。死体解剖保存法という法律に基づく、病気で亡くなった患者さんの解剖です。亡くなった患者さんの病気の状態を調べ正しい診断をしたり治療効果を判定したりする目的で、遺体を解剖させていただくのです。事件捜査の一環として行われる「司法解剖」や医学生の教育のために献体していただく「系統解剖」とはまったく異なるもので、解剖の結果は日々患者さんを診察している医師たちによって共有、検討され、臨床の現場に反映されるのです。

残された遺族には、急な死を受け入れるきっかけにも

病理解剖の意義は、医療現場では非常に大きいといえます。

高熱が下がらず、入院して検査を始めたばかりなのに突然容態が悪化して亡くなってしまった29歳の男性がおられました。お母さんにお願いして解剖させていただいたところ、非常にめずらしいタイプのリンパ腫（いわゆる血液のがん）でした。医師にとっては、稀有な病気について知識を深める奇貨とできるだけでなく、得られた情報は、院内の医師を対象とした勉強会や学会等で広く共有され、その後の医療に役立てられることになります。

また、解剖に同意していただいたお母さんも、息子さんがきわめて進行の速いリンパ腫であったと知り、急に病状が変化したことを受け入れられた様子でした。

病理解剖を行う際は、ご家族に病理解剖の重要性を説明し書面で同意をいただきます。体だけの解剖なら2時間程度、頭（脳）までふくめるとおおよそ3時間で解剖が終わりますので、ご家族にはいったん葬儀などの手配等のために帰宅していただき、再度来院して

いたくことが多いです。解剖で得られた臓器は保存液のなかに浸けて、後日顕微鏡で観察できるように薄く切り出して病理診断を行います。

解剖終了後は創をきれいに縫い合わせてご家族のもとにお返ししますので、ご遺体は縫った場所以外、お亡くなりになった直後と同じ状態でお戻しすることができるのです。


解剖が終わった直後にご家族にお話できるのは、肉眼で見た内容だけです。

「思った以上にがんが進行していました」

「心臓の筋肉の変化が激しいため、心筋梗塞を起こしたものとみられます」

すべての組織を顕微鏡で観察し、ご家族にお話できるのは3か月から半年後になります。


がんの患者さんを解剖させていただくと、自分たちの予想とは異なる部分にがんの転移が見つかって驚くこともあります。病理解剖で得られた結果や知識は、私たち医師の明日からの診療に直接結びつくものだけに、非常に貴重だといえます。

死んでまでメスを入れられるのはかわいそう、という感情を越えて

しかし、この病理解剖の件数は年々減り続けています。本邦の病理解剖の件数は1985年の4万2百件をピークに減少の途をたどり、2013年には1万1千3百件余りとなっています。

これにはいくつかの原因が指摘されています。一つは「これまで闘病でつらかったのに、死んでまでメスを入れられるのはかわいそう」という日本人独特の感情です。欧米人の医師に聞くと、欧米では魂と身体は別個のものだという考えが一般的なため、病理解剖の敷居は、日本ほどは高くないようです。しかし、日本では「かわいそう」という理由で断わられることが非常に多いと、経験上認識しています。

医師の側からすると、こうした断られ方をすると、それ以上無理にはお願いはしにくいのが実情です。私はかつて在籍していた病院で、この病理解剖の件数が院内で一番多かったことがありました。しかし実際にお願いするのはたいへんでした。

驚かれるかもしれませんが、がんで長い間担当させていただいていた患者さんのなかには、生前から、お亡くなりになったときに解剖をさせていただくと承諾を得ていた方もいます。これには患者さんやそのご家族との関係が非常に良好であることが前提で、すべての患者さんに同じようなお願いをするとトラブルに発展することは間違いありません。「かわいそう」という感情を乗り越えるためには、人間関係が良好であることがたいへん重要なのです。解剖をさせていただくために人間関係を良好に保つのは本末顛倒ですが、医師と患者さんの人間関係が希薄化していることも解剖件数の減少の一因ではないかと感じています。医師から病理解剖の申し出があった際、悲しみを乗り越えて協力していただければ、患者さんと向き合ってきた医師としては非常にうれしく思います。

一方、画像診断が進歩し、解剖を行わなくても適切な評価ができるようになったという理由も指摘されています。しかし病理解剖を積極的にすすめてきた臨床家としては、解剖でしか得られない新事実の発見を大切にしたいと考えています。

近年ではがんの分子標的薬という遺伝子レベルでの治療薬が次々と実用化されていますが、こうした新しい薬剤の治療効果や副作用を確認するためにも、病理解剖が重要なこともあります。

病理解剖にかかる費用が病院の負担になっているという指摘があります。日本病理学会による試算によると、病理解剖には1体あたりおよそ25万円かかりますが、病理解剖には健康保険は適応されず、医療機関が自ら負担することになります(2)。病理解剖件数を維持するためには一定額を国費から負担する必要があるのかもしれません。

働き盛りでがんになったら

いまや2人に1人が一生に一度はがんになるといわれています。がんの罹患率は男女とも50歳代くらいから増加し、高齢になるほど高くなります。急速な高齢化でがん患者が増えることを示すデータで、団塊の世代が後期高齢者層を形成する2030年にピークを迎えると分析されています(3)。

一方、若い世代を見ると、働き盛り世代の死因の40%ががんであり、働き盛りの人たちががんにかかることによる労働損失は、年間で約2兆円弱に上ると推計されています(4)。

生産年齢といわれる人たちは、子育て世代であるとともに納税者でもあり、わが国を支えるためにも、彼らへの支援が欠かせません。とくに切実なのは、がんと診断された後に仕事を続けられなくなる人がいることです。がんに罹患した人の約30%が依願退職、約4%が解雇となり、自営業等の約13%が廃業したことが、2004年の厚生労働省の調査で報告されています。

職場復帰はできたが、慣れない部署へ異動に

私の患者さんの例です。Yさん47歳は東証一部上場企業の中間管理職でしたが、定期健康診断での胸のレントゲンで異常を指摘され、私の外来を受診しました。Aさんは非常に元気でしたが、診断の結果は肺がんでステージⅢAという進行がんでした。

手術をしたうえで抗がん剤による治療を行うことになりました。Yさんは会社に肺がんであることを告げました。手術は予定通り行われ、2週間で退院となりました。その後、抗がん剤治療まで1か月以上あるため、Yさんは上司に早期の復職を申し出ました。ところが、会社側からの返答は「完全に治療が終わるまでゆっくりと休んで良い」というものでした。

Yさんのがんは進行がんのため、今後半年から1年の間、抗がん剤治療が必要です。初回の治療は入院で行いますが、2回目以降は通院でも可能なため、職場復帰は十分可能と

考えられました。Yさんと私は相談のうえ、1回目の抗がん剤治療後に職場復帰する計画を立てました。1回目の治療では、一時的に血液中の白血球が下がったり口内炎ができたりする副作用を認めましたが、体力は十分温存されていました。私は、復職が可能であること、今後も定期的に治療が必要であることを記した診断書を記載して、Yさんに会社に提出してもらうことになりました。

会社側の判断は、慣れた職場からの配置転換でした。Yさんはもともとデスクワークであったため、残業時間を短くし、通院時の遅刻や欠勤さえ認めてくれれば十分勤務が可能でしたが、会社はそれを認めず、慣れない部署への配置替えとなってしまいました。仕事が生きがいだったYさんはかなり落ち込みましたが、退職せずに仕事が続けられることだけでもよしとして、この提案を受け入れました。

頼りになるメディカルソーシャルワーカー

大手企業のビジネスパーソンですら、紆余曲折をへて職場復帰ですから、中小企業に勤務する方はさらにたいへんです。実際に、職を失った方や、正社員から契約社員になってしまった方も大勢見てきました。

私が患者さんの職場復帰を支援するにあたり、もっとも頼りにしていたのがメディカルソーシャルワーカー（ＭＳＷ）です。通常は病院の「医療相談室」のような部署にいて、入院患者さんの転院先の選定や生活保護の手続きなど、あらゆることに対応します。

社会制度に疎《うと》い医師にとってＭＳＷは強い味方です。がん患者さんの社会復帰についても社会制度に精通したＭＳＷは強い味方ですし、ときには会社の医療福祉担当者と掛け合ってくれることもあります。

ＭＳＷは非常に大切な職種かつ多忙であるにもかかわらず、非常に低い賃金で雇用されているのが実情です。少ない人数のＭＳＷで、数多くの患者さんを担当しているにもかかわらずきめ細かな対応をしており、本当に頭が下がります。低賃金や重労働が原因で介護職離れが進んでいることが問題視されていますが、ＭＳＷもまた同じ環境におかれています。

働き盛りのがん患者が、無理なく働き続けるには

働き盛りのがん患者さんを支えるために、病院にも変革が求められます。

抗がん剤治療は、これまで入院で行われることがほとんどでした。抗がん剤による副作用の有無を観察することがおもな理由です。しかし最近では、抗がん剤の吐き気を抑える薬が次々と販売され、外来での抗がん剤治療が可能となりました。腎臓を保護するために必要だとされていた大量の水分の点滴も、口から水分を摂れば良いこともわかってきました。高齢者や強い副作用が出る人を除いて、外来での抗がん剤治療が可能となってきたのです。

がんを治療する医療機関では、外来での抗がん剤治療に力を入れるようになっています。入院の必要がなくなれば、働き盛りのがん患者さんにとって朗報といえるでしょう。

就労者に対する支援を強化する目的で、夕方からの抗がん剤治療を導入する病院も見られるようになりました。また放射線療法を、夜間に受けることができる病院もあります。

このような形態の治療は今後も広がることが予想されます。

ただし、こうした病院を増やすためには、それに従事する医師や看護師の数を増やさなければなりません。新しい取り組みには必ず人員配置や予算配分の問題がついてまわります。診療報酬制度の改善も必要でしょうし、各医療機関がどのような診療に重きを置いて地域で存在する意義を見出していくのか、各病院の取り組みもまた求められているといえます。

一方、企業や職場の役割も重要です。がん患者さんを雇用し続けることは、少子高齢化のなかで優秀な人材確保が困難になりつつある雇用者側にとっても悪い話ではありません。ただ、雇用者側は医療者ではないため、がん治療を継続している従業員を雇用し続けることに不安を感じるのも事実でしょう。入院を繰り返す従業員の代わりの確保に苦心する場合もあるのでしょうが、治療中の従業員を働かせ続け、体調が悪化した場合の責任について心配する声もあります。

医師の私やMSWが、患者さんの求めに応じて企業の担当者と連絡を取ることがありますが、企業側はまさか医療関係者からコンタクトがあるとは思っていないため、非常に驚かれます。しかし病院側から接触があると、企業側の対応は比較的迅速かつ良心的であるというのが私の感想です。何かあっても医療機関の要請に従っただけ、という免罪符ととらえられているのかもしれませんが、私はそれでも良いと思います。

企業の側にとってのメリットは、能力のある社員を現場に止めておくことができることだけでなく、こうした支援体制が充実していれば全従業員にとって励みにもなります。産業医や保健福祉担当部署を積極的に活用した取り組みが求められます。

主治医は患者に寄り添うべきだが、限界がある

患者さんを担当する医師を主治医といい、患者さんは「私の先生」などとよびます。小学館の『大辞泉』によると、主治医とは「共同で病人の治療にあたる医師の中で、中心になる医師」とあります。この主治医は、外科と内科ではずいぶん性格が違うと感じます。

外科の主治医はチームの司令塔、内科は独立系

外科の場合、手術を受けることが前提となりますので、手術を行う執刀医がいます。通常1人で手術をすることはありません。「前立ち」とよばれる第一助手（執刀医の向かい側に立つためこうよばれる）や第二助手、第三助手が協力して手術を行います。執刀医が主治医であることもありますし、執刀のみ経験豊富な医師が行い、手術前後の検査やその他の治療は別の医師が中心となることがあります。この場合執刀医と主治医が別になるこ

ともありえます。

外科の場合、おもな業務である手術がチーム医療であるため、日々の診療もチームで行うことが多くなります。たとえば術後には包交《ほうこう》といって、創のチェックや消毒したり、包帯やガーゼ類を交換したりする作業を毎日行う必要があります。これも数人のチームで行うことが一般的です。1人の患者さんに複数の担当医師がいることになり、そのなかで司令塔的役割の医師が主治医ということになります。

このシステムは忙しい病院業務をまわしていくのには都合が良いのです。チームの医師は、全員が患者さんの状態を把握していますから、土日や休日もチームのなかで当直や呼び出し要員を決めておけば、患者さんの対応ができます。私のような内科医からすると、外科のチーム医療はうらやましくみえることもあります。


一方内科では、1人ひとりの医師が独立して診療する傾向にあります。複数で担当したとしても、主治医1人に若手の医師や研修医が付いて2、3人で診療にあたります。これは共同作業が少なく、多くの検査や処置が医師1人でも対応可能であるためです。

誤解のないように説明しておきたいのですが、病院で自分の担当医が1人だとしても、診断や治療方針の決定など大切なことは、必ずカンファレンスとよばれる会議で複数の医師を介して決定されています。また、がんなどのように、手術や抗がん剤、放射線など複数の治療を組み合わせて行う場合には、内科医だけでなく、外科医や放射線科医も交えた合同カンファレンスで治療の全体的な流れが決められるのが一般的です。総合病院のメリットは、多くの意見をもとに治療方針が決められることです。

主治医が患者さんのところに複数のオプションを持って説明にやってくる前に、かなり綿密な方針の検討が、複数の医師やスタッフによって行われていると考えて良いと思います。

(1)「平成26年版　消防白書」総務省消防庁
(2)「現在における剖検費の試算について」平成17年1月18日　一般社団法人日本病理学会
(3)地域がん登録全国推計によるがん罹患データ（1975年～2011年）国立がん研究センターがん情報サービス「がん登録・統計」
(4)「がん対策の費用の分析」福田敬　平成20・21年度厚生労働科学研究費補助金がん臨床研究事業

第4章

その検査、治療、薬は本当に必要か？

抗菌剤（抗生物質）は万能薬、という誤解

現在私は、ベトナム、ハノイのVINMEC INTERNATIONAL HOSPITALという総合病院で診療を行っています。600のベッドがありCTやMRIはドイツのシーメンス製で、日本の病院とまったくかわらない環境です。患者さんの層は中間層以上のベトナム人、ベトナムで生活している日本人や欧米人などの外国人です。私の外来はベトナム人と日本人がそれぞれ4割、2割がオーストラリアやフィリピン、韓国などの外国人です。

さまざまな出身地の患者さんを診察すると、その国の文化がわかってたいへん興味深いです。たとえば、ベトナム人は医師と患者さんとの垣根が非常に低いので、私に対して歳はいくつだとか、結婚しているのか、奥さんは日本人かベトナム人かなどと聞いてきます。日本では考えられません。韓国人は医師と患者さんとの距離が比較的日本人と似ています。違うのは日本人よりも質問が多いことです。納得するまで決して帰ろうとはしません。

こうした国民性による違いは、薬を選択する際にもみられます。ここでは抗菌剤の処方の際の対応について考えてみます。

かぜの原因はほとんどウイルス、ウイルスには抗菌剤は効かない

Aさんは3日前からのどが痛く鼻水が出ています。今朝から節々が痛く、熱を測ると37度2分でふだんより高いため来院しました。

私は、今回の病気の経過や症状以外に、患者さんの過去の病気、現在内服している薬、食べ物や薬に対するアレルギーの有無などを聞いたうえで診察に移ります。目を見て黄疸や貧血の有無を確認、首を触ってリンパが腫れていないかチェック。口を開けてもらうと、のどが少し赤くなっていますがひどく腫れている様子はありません。聴診器で呼吸の音を聞きましたが異常は確認できず、肺炎はなさそうです。心臓の雑音もありません。

診断は急性上気道炎、いわゆる「かぜ」でした。正式には、かぜ症候群というのですが、一般の人にはかぜ症候群が何なのか、あまり知られていません。

鼻からのどにかけての空気の通り道、これを上気道というのですが、その上気道の感染症がかぜ症候群です。症状は咳、痰、くしゃみ・鼻水・鼻づまり・のどの痛みなど多彩です。原因のほとんどはウイルスです。このウイルスは数百種類あるともいわれており、特定するのは困難です。

ここでとても大切なことがあります。他の章でも述べましたが、ウイルスには抗菌剤がまったく効きません。つまり抗菌剤を内服しても何の効果も期待できないのです。

「かぜです」と患者さんに診断名を告げ、「通常は数日間で良くなりますので症状をやわらげるお薬を処方しますね」と続くのですが、患者さんから「えっ、抗生物質(抗菌剤)は出ないいんですか」といわれることが非常に多いです。しかし、抗菌剤は処方しません。

抗菌剤と耐性菌のいたちごっこ

必要のない抗菌剤を処方すると、どのような不利益があるのでしょうか。

第一に、抗菌剤が効かない耐性菌の問題です。抗菌剤が使用されると、細菌は自らが生き残るため、その抗菌剤が効かないように遺伝子を変化させて生き延びようとします。これが耐性菌の出現につながるのです。

わかりやすい例をあげます。ペニシリンという抗菌剤があります。１９２９年フレミングによってアオカビからつくられました。ペニシリンはグラム陽性菌というタイプの細菌に効果があり、当初は夢の薬といわれていましたが、開発の数年後には耐性菌が出現しました。耐性菌に対抗するためにメチシリンという抗菌剤が開発されたのですが、その後メチシリンにも耐性を持つグラム陽性菌が出現しました。これが、院内感染等で知られるＭＲＳＡという菌です。ＭＲＳＡに対抗するためバンコマイシンという抗菌剤がつくられましたが、その後バンコマイシンの効かないＶＲＥという細菌が出現しました。

このように、抗菌剤を使えば使うほど、それに耐性を持つ細菌が次々と誕生してしまいます。新しい抗菌剤が開発されてもすぐ耐性菌が生まれるため、イタチごっこになってしまいます。自らを耐性菌から守るためには、不要な抗菌剤を使わないようにしなければなりません。

耐性菌の問題について世界保健機関（WHO）は2015年、「抗菌剤への耐性は、長期の入院、医療費の高騰および死亡率の増加を導く」と注意を喚起しました。それによると、薬剤耐性菌は欧州連合（EU）だけで、2万5千人に死をもたらし、医療費と生産力の損失に毎年15億USドル以上を費やさせているとしています。

第二に、副作用の問題です。どんな薬を内服しても副作用が起こる可能性があります。抗菌剤を内服し、体質に合わなければ薬疹という湿疹が皮膚に出ることがあります。腸のなかの細菌が変化するため軟便や下痢を起こすこともあります。その他、確率はかなり低いのですが薬には予想外の副作用が出ることもあり、不要な薬はできるだけ内服しないことが大原則です。

余談ですが、漢方薬は副作用がないという宣伝文句をときに見かけることがあります。しかし、漢方薬にも副作用はあります。肝機能障害や薬剤性肺炎を引き起こすことがあります。漢方だから大丈夫、生薬だから大丈夫という考え方は間違いです。

第三に、医療経済の問題です。不要な抗菌剤の費用は健康保険から支払われています。

健康保険の財源の一部は国庫からのものです。つまり、税金が不要な抗菌剤を購入する財源として使用されているのです。これはなんとも無駄な話です。

効かないのに、なぜ抗菌剤は処方され続けるのか？

これだけ無駄が多いのに、どうして現場で無駄な抗菌剤が処方され続けているのでしょうか。多くの医師は、かぜに抗菌剤が効かないとわかっているはずなのに、処方し続けています。

ある医師は、病状が予想外に悪化した際に、抗菌剤を出さなかったからだと患者さんから責められる可能性があるためと説明していました。つまりリスクマネージメントです。気持ちはわかりますが、これではいつまでたっても無駄な処方を減らすことはできません。

現実問題として、「抗生物質（抗菌剤）は処方してもらえないのですか？」と聞いてくる患者さんはかなりいます。その患者さん1人ひとりに、かぜがウイルス感染であること、ウイルスには抗菌剤が効かないことなどを説明するだけでもかなりの労力です。

患者さんのなかには安心のために抗菌剤を処方してもらいたいと考えている人がいて、丁寧に説明しても、「それでもほしいのでお願いします」といわれることもあります。

私の場合、必要ないと判断した場合には絶対に処方しませんから、なかには憮然とした表情で診察室を後にする患者さんもいます。こうしたやり取りが面倒で、惰性的に抗菌剤を出し続けている医師は比較的多いと思われます。

しかし、本当により良い医療を実践しようとするならば、ときに患者さんから反感を買おうとも、説明の時間がかかろうとも、科学的に正しいことを実践する必要があります。正しい医療知識を持つことは、患者さんにとってもメリットですから、医師は努力して普及につとめる必要があると思います。

「抗生物質（抗菌剤）は出してもらえないんですか?」と「飲まなくていいなら良かった」の違い

話をもとに戻します。ベトナムの患者さんは日本人以上に抗菌剤を希望します。実際、現地では多くの医師が、かぜ症候群や軽い腹痛など明らかに抗菌剤が不要な状況でも処方しています。日本人、韓国人、ベトナム人はおおむね同じ傾向です。

一方、欧米人はまったく異なります。「○○クリニックで抗生物質（抗菌剤）を処方されたのだけど、本当に飲む必要があるのか」と私の外来を訪れる患者さんもいます。「かぜです」と診断名を告げると、「抗生物質（抗菌剤）を飲まなくていいから良かった」という人もいます。欧米人の多くは、薬はできるだけ内服しない方が体に良いと教育されており、これらの説明に対しても理解を得やすいため、医師としてはたいへん診療しやすいのです。

これは、欧米の医療がとくに費用対効果を重んじ、無駄な医療を省くという医療経済的視点に立って市民教育を行っていることが理由の一つだと思います。

私自身もこうした医療のあり方が本来あるべき姿だと感じていますが、実際の臨床の現場で実践しようとすると、かなりの時間と労力を費やすことになりますし、ときには患者さんから嫌われてしまうこともあります。しかしながら、医療者の役割はたんに患者さんを診察して治療することだけでなく、必要な情報を正しく世の中に伝えて、適切な医療情報を共有してもらうことでもあります。

臨床現場で患者さんに少しずつ理解を求めながら、良いと思われる医療を実践するしかありません。

点滴すれば良くなる、注射をすれば治るという「信仰」

「のどが痛く微熱があります。明日から出張なので点滴を打って早くなおしてください」

かなり無理な注文です。感染症の多くは自分の免疫力で自然回復するのですが、通常数日を要します。診察をしながら患者さんにどのように説明するか考えます。体温は37度3分。のどは少しだけ赤くなっていますが腫れたり膿を持ったりはしておらず、ウイルスの感染が疑われます。首のリンパ節は腫れておらず、呼吸と心臓の音は正常で、その他の異常は認めません。軽い咽頭炎だと考えました。

「残念ながら、かぜや咽頭炎に効く点滴はありません。出張に行けるように気になる症状をやわらげるお薬を処方します」

医師が点滴をしないとわかると、患者さんの表情はたいへんがっかりしたものに変わります。

「点滴はしてもらえないんですか」

ときには食い下がってくる患者さんもいます。

こうしたやり取りは、とくに冬の時期に多い、下痢や嘔吐《おうと》などの症状が出るウイルス性胃腸炎に罹患して受診する患者さんにも多くみられます。

点滴や注射で水分や栄養を直接血管に入れるのは、あくまでも限定的手段

点滴のなかには何が入っているのでしょうか。点滴の液体は、通常、生理食塩水という体液と浸透性を等しくつくった食塩水や、ナトリウムやカリウムといったミネラルをふくむ液体です。必要に応じ、これらが入った点滴のバックのなかに別の薬剤を混ぜます。たとえば、吐き気が強く、口から一切薬が飲めない場合は吐き気止めを入れ、痛みが強い患者さんには痛み止めの効果のある薬剤を混ぜます。

点滴や注射で水分や薬剤を投与しなければならないのは、患者さんの脱水が激しい場合、吐き気や痛みなどで患者さんが口から薬を飲むことができない場合など、非常に限定され

ています。

本来、人間の体は口から水分や必要な栄養を摂取するようにできており、腸からそれらが必要に応じて吸収され、血液中の濃度が適度に保たれるシステムになっています。点滴や注射で水分や栄養、薬剤を直接血管のなかに入れることもできますが、あくまでも非常手段です。血管内に直接入れるのは本来のルートではないため、過剰な水分が体内に入ってしまい、心臓に負担がかかることがあります。

以前は、点滴で水分やビタミン剤などの薬剤を入れたほうが効果的だと信じられており、広く点滴が用いられていました。

ところが、水分にかんしては、ＷＨＯが開発した、点滴を行えない開発途上国のコレラなどの下痢による脱水症の改善のための経口補水療法（Oral Rehydration Therapy: ORT）が、点滴と同等の効果があることが証明され、いまでは先進国でも広く認知さています。ＯＲＴは、夏場の発汗による脱水状態、急性胃腸炎、下痢・嘔吐・発熱をともなう脱水状態、高齢者の経口摂取不足による脱水状態に推奨されています。

抗菌剤についても、内服が可能であれば内服で十分ですし、何日も食事ができていない人をのぞいてビタミン剤を点滴する理由もみつかりません。

ビタミン剤、ブドウ糖を生理食塩水に入れただけ？

前述の咽頭炎の事例では脱水は認められません。また、点滴に入れるべき適切な薬剤も思いあたりません。こうした外来患者さんに点滴をよく行う医師に、点滴の内容を聞いたことがありますが、ビタミン剤や、ブドウ糖を生理食塩水のボトルに入れているとのことでした。

ふだんきちんと食事を食べている人にビタミン剤を投与しても、ビタミンはすでに充足しているため意味がありません。体内に入った過剰なビタミンは尿から排出されてしまいます。点滴や注射を打ったら早く治癒したと患者さんが主張するもののほとんどは、自然経過で治癒したものと考えられ、また、治療を受けたので早く回復すると信じ込むことで、症状が軽く感じられるプラシーボ効果もあるものと思われます。

不要な点滴や注射が行われている背景には、抗菌剤の場合と同じく、外来で患者さんとトラブルになりたくないという医師の気持ちが作用している面があると思います。患者さんに落胆されるより、効果はないとわかっていても、求めに応じて点滴をしてもらえたと、好意的に取られたほうが現場では楽なのです。

また、点滴をすれば技術料（診療報酬）が確保できるため、あえて断ることもないという気持ちになってしまうことも理由の一つかもしれません。

患者さんからの注射や点滴の要請は医療者を悩ませますが、少々面倒でも１人ひとり丁寧に説明していくしかありません。

健康診断に用いられる腫瘍マーカーは、信頼できるのか？

職場で年に一度健康診断を受ける人は多いと思います。最近の健診は採血や上部消化管内視鏡（胃カメラ）だけでなく、ＰＥＴ‐ＣＴという全身の異常を画像で調べる検査や、脳ドックなどがオプションで選べるようになっています。健康診断を受ける側にとっては、好みの検査を自分で組み立てることができるメリットがありますが、検査項目が増えて複雑化すればするほど、得られた結果の解釈に迷うことがあります。

検査の結果が、不要な検査の追加になることも

最近増えているＰＥＴ‐ＣＴについて考えてみます。

この検査は、体に害を与えない放射線を出すブドウ糖を注射し、体のどの部分に多く取り込まれるのか調べる検査です。がん細胞は正常な細胞よりも活発に活動しているため、

エネルギーとなるブドウ糖を多く取り込んでいます。このためブドウ糖を注射すると、がんの部分に多く取り込まれ、写真に濃く写って異常を見つけることができるのです。

一度に多数の臓器を検査できるため、がんの早期発見に有用と考えられていますが、脳や肝臓、胃、膀胱のがんを発見するのは不得手です。検査を受ける人はその特性を十分知っておく必要があります。

ブドウ糖はがんだけでなく、なんらかの炎症がある部分にも取り込まれます。たとえば肺に結核があればその部分は濃く写ってしまいます。また、胃が濃く写ったので、確認のために胃カメラをしたところ、胃炎しかなかったこともあります。つまり、ときにはＰＥＴ－ＣＴで濃く写ってもがんでないことがあり、その確認のために検査が追加されることがあります。

検査にはメリットとデメリットがあり、そのことをきちんと把握する必要があります。

腫瘍マーカーの検査は、是か非か

また、健診でその是非が議論され続けている検査の一つに腫瘍マーカーがあります。がんによっては特徴的な物質をつくり出すものがあり、そのような物質のうち、血液中で測定可能なものが、腫瘍マーカーとして検査に用いられています。

少し専門的になりますが、この腫瘍マーカーの本来の使い方を説明します。

長い間喫煙していたAさんは肺に腫瘍が見つかり、検査の結果、喫煙と関係の深い、肺の扁平上皮がんと診断されました。がんは大きく広がっていたため、手術で全部取り切ることができないおそれがありましたが、手術ができないわけではなく、Aさんは手術を受けることを選択しました。

手術に先立って血液検査で腫瘍マーカーが調べられました。その結果、扁平上皮がんの腫瘍マーカーの一つ、CYFRA 21-1が22 ng/mlと、基準値の「3.5 ng/ml以下」を上まわっていました。手術を受けた後にCYFRA 21-1を測定したところ、2.5 ng/mlと基準値以下に低下していました。念のため手術後に抗がん剤治療を行い、定期的に経過観察をしました。

治療から1年以上たち、腫瘍マーカーが少しずつ上昇を始め、今回の検査では12 ng/mlでした。再度詳しい画像検査を行ったところ、肺の別の部分に再発を認めました。

このように、腫瘍マーカーは、がんが存在し、同時にそのがんに対応する腫瘍マーカーが大幅に上昇している場合にのみ、がんの治療効果の判定や再発の検査目的で用いることができるのです。

検査に検査を重ねて、結局「おそらく問題ないでしょう」

腫瘍マーカーがわれわれを困らせることもあります。腺がんというタイプのがんに対応する腫瘍マーカーＣＥＡで説明します。

腺がんというがんには、肺がんの他、胃がんや大腸がん、膵がん、胆管がんなどがあります。このため、検査でＣＥＡが上昇していても、どこにがんがあるのか知ることは困難です。もし、ＣＥＡが基準値を大きく上まわっているなら、確実にがんがどこかにあると考えて検査を行う必要があります。しかし、健診でもっとも多いのは基準値の上限よりわずかに上昇し「要精密検査」とされる場合です。

35歳のBさんは、健診でCEAが5.6 ng/mlあり、基準値の3 ng/ml以下を上まわっていたため検査に訪れました。心配性のBさんは検査結果を受け取った後、夜眠れなかったといいます。

消化器系のがんの可能性があると健診結果の通知書に記載されていたため、消化器科で上部消化管内視鏡（胃カメラ）を受けましたが慢性胃炎しか見つかりませんでした。大腸がんのおそれが否定できないといわれ、下部消化管内視鏡（大腸カメラ）が行われましたが、やはりがんは見つかりませんでした。消化器科の医師は、消化器系のがん以外にも肺がんのおそれがあると説明したため、今度は呼吸器内科を受診しました。医師からは、健診で撮影したレントゲンでは明らかな異常は見つからないものの、小さながんが肋骨の陰に隠れて見えないこともあるため、肺のCTの撮影をすすめられました。CTを撮影しましたが肺にもがんは見つかりませんでした。

最後には「基準よりわずかに高いだけなので、おそらく問題ないでしょう」といわれ、毎年必ず健診を受けるよう指導され検査は終わりました。

これは本当によくあるケースです。Bさんは健診で腫瘍マーカーを調べたために、不要な心配をしなければならず、費用の高い検査や被爆をともなうＣＴ撮影をすることになりました。

腫瘍マーカーは、がんのスクリーニングには適さない

検査の基準値とは、健康な人の検査データを統計学的に計算した値のことです。20〜60歳くらいまでの健康な人の検査結果をもとに、上限と下限の２・５％ずつを除いたもので、残りの95％の人がふくまれる範囲が基準値として設定されています。わかりやすく表現すると「現時点で健康と考えられる人の95％が含まれる範囲」が基準値です。

したがって、検査結果が基準値をわずかに上わまっていたとしても、ただちに異常だとは判断できないのです。また、がん以外の原因で腫瘍マーカーが上昇することも知られています。ＣＥＡは喫煙者や腎臓機能の悪い人で高く出る傾向にあります。また、卵巣がんの腫瘍マーカーとして用いられるＣＡ１２５は、子宮内膜症や生理中にも上昇します。

病気の可能性があるかどうかを調べる検査をスクリーニングといいますが、腫瘍マーカーは決してがんのスクリーニングには適した検査とはいえません。繰り返しになりますが、

がんと診断された患者さんの治療効果の確認や再発の検査に有効なのです。

数値が少しでも高ければ「要精密検査」、健診業務は「二度美味しい」とも

私の外来には、健診で肺がんのマーカーであるＣＥＡやＣＹＦＲＡ 21−1が高いと指摘され、精密検査で受診する人が大勢います。値を見るとほとんどはわずかな上昇にとどまっています。たいへん気の毒だと思う一方、自分の勤務する病院も腫瘍マーカーの検査を行っているため、健診のありかたを大っぴらに非難することもできず、もどかしい気持ちになります。また、難しいのは、医師が十中八、九がんは存在しないと確信していても100％の確証は得られないため、どうしても次の検査に進めざるをえないことです。がんの可能性が否定できない以上「大丈夫ですよ」ということはできません。

私自身は、自分の健診で腫瘍マーカーを検査したことはこれまで一度もありませんし、今後も検査する予定はありません。自分の周囲の医師にも、自らの腫瘍マーカーを定期的

にチェックしている医師は見当たりません。

あまり意味がないと知っていながら、患者さんには検査をしている状態をなんとか是正したいものですが、これには医療関係者の意識を変える必要があります。健診センターのウェブページを見ると、腫瘍マーカーの案内は必ずといっていいほど掲載されており、がんの発見に有用だと説明しているものも多く見られます。

腫瘍マーカーを調べてほしいという患者さん側からの求めが多いことも事実ですので、せめてルーティンの検査からは外して、オプションにする対応をとることが重要だと思います。また検査をオーダーする医師は、検査を受ける人に検査の意味を正しく説明する必要があり、出てきた数値の解釈も正確に説明する義務があります。


数値が少しでも高ければ「要精密検査」というコメントを機械的に付けて人を驚かせ、その意味合いについては説明しないまま次の検査に送り込む検査機関が存在します。口の悪い人は、健診業務は「二度美味しい」と表現する人もいます。健診自体が医療機関の収入源となり、その結果を見て再検査のため受診するという意味です。

もちろん健診で異常を認めれば再検査をするのは当然なのですが、腫瘍マーカーについては正常な人にも要精密検査というコメントが付くことがありますから、功罪の罪の部分は大きいといえます。

多用される腫瘍マーカー、それよりも負担の少ない検査を

この腫瘍マーカー、健診のみならず、一般診療でも多用される傾向にあります。腹痛がある人に消化器がんのマーカーのCEAやCA19-9を出したり、咳が止まらない人に肺がんのマーカーを出したりという具合です。

外来で必要なのは、まず患者さんから症状が出た経過を聞くこと、その後に身体診察や一般の血液検査やレントゲン、超音波など、患者さんにとって、費用的、身体的に負担が少ない検査を行うことです。私も患者さんから腫瘍マーカーを調べてくださいといわれることが多くあり、これは日本のみならず私がいるベトナムでも似た状況にあります。これについても、真正面から拒否するのでなく、腫瘍マーカーの意味や限界を説明したうえで、患者さんに理解を求めることにしていますが、短い外来の診療時間のなかでうまく説明できず、残念な思いをすることが多いのが実情です。

ジェネリック医薬品をどう選択するか

最近はジェネリック医薬品という言葉をよく耳にするようになりました。ジェネリック医薬品は後発医薬品のことで、テレビコマーシャルでも安価に入手できる薬として紹介され、ジェネリック医薬品を処方してもらうよう積極的に広報している健康保険組合もみられます。

医薬品の開発には、莫大な時間と金がかかっている

医薬品の開発には、何十年にもおよぶ長い研究期間と莫大なコストがかかります。開発は、まず病気の治療に効果のある成分を合成したり発見したりすることから始まります。植物や微生物などから成分を抽出したり、バイオテクノロジーを用いたりして行われますが、この過程は一般に数年かかるとされています。

次にこの過程で選択された物質について、医薬品としての有効性と安全性を研究します。具体的には実験用の動物や細胞を用い、物質がどのように体内に吸収されて、全身に広がり、分解され、排泄されるのかといった一連の流れを調べます。この過程は非臨床試験とよばれ、はやり数年を要します。

それが終わると、やっと治験とよばれる臨床試験に入ります。

臨床試験は三段階に分かれており、第1相では健康な人を対象に副作用などの安全性が調査されます。第2相では実際に病気がある少数の患者さんに薬を投与して投与量や投与方法の研究が行われます。第3相では多くの患者さんに投与し有効性や安全性にかんするデータを収取します。私も第3相の試験に患者さんに参加していただいた経験があります。これらの臨床試験に5年ほどかかります。

その後、厚生労働省に承認申請を行い専門家による審査をパスすると医薬品として承認され、医療保険の対象となる医療用医薬品として薬価収載されます。これらの過程をすべてへて、医薬品が生まれるまでには十数年もの長い期間を要し、費用は200～300億円かかるといわれています。このため、新薬の開発を手がけることができるのは、ほとんどが大手の医薬品メーカーに限られます。

医薬品を開発した企業は、医薬品の構造や製造方法の特許を取得し10〜20年間はその薬の製造・販売を独占することができます。これに対して、先発医薬品の特許が切れたあと、その薬を他の医薬品メーカーが製造・販売したものを「ジェネリック医薬品」（後発医薬品）というのです。

もう少し専門的に表現すると、先に承認された医薬品と有効成分が同一であって、投与経路、用法・用量、効能および効果が同一である医薬品、ということになります。

薬の作用に若干の差が出ることは、完全に否定できない？

基本的には先発医薬品とジェネリック医薬品は同じですが、完全に同一成分とはいえません。医薬品の特許にはいくつかの種類があります。特許が切れジェネリック医薬品の製造が可能になったとされるのは、「物質特許」という薬剤の有効成分についての特許が切れたことを指す場合がほとんどです。しかし薬をつくるためには、物質を安定させる添加物を加えたり、薬の形をつくるためのコーティングをしたりする技術が必要になります。こうした技術は、製剤特許や製法特許という別の特許で守られています。したがってジェネリック医薬品を製造する医薬品メーカーは独自の技術で薬剤を製造することになるため、すべての成分が完全に同じとはいえないのです。

内服薬の場合、同じ主成分が同じ量だけ入っていたとしても、添加物や剤型が変わることにより、薬が吸収される速度や、有効成分が分解される状態が異なり、薬の作用そのものに若干の差が出ることが、完全には否定できません。

実際、いつくかの薬剤については、医師の間でその効果について話題になったことがあります。たとえばある降圧剤では、某メーカーのジェネリック医薬品が効きが悪いと複数の循環器専門医が口にしていたことがありました。いったんジェネリック医薬品を処方した医師が再度先発品に戻したと話していました。また、ある消炎鎮痛剤は後発品の鎮痛作用が少し弱いと私自身感じています。

このように書いてしまうと、ジェネリック医薬品に対する不安をあおってしまうのではと心配になります。しかし、ジェネリック医薬品の審査にあたっては、血液中の濃度の変化が先発医薬品と同じであることを確認する生物学的同等性試験をクリアしていますので、非常に懸念されるような差異はないと考えられます。実際私も患者さんにジェネリック医薬品を処方しています。これまでのところ、患者さんから薬の品質について懸念が示された経験はありません。

どのジェネリックを処方すれば良いか、医者も薬剤師も頭の痛いところ

政府は国民にジェネリック医薬品の利用をすすめています。高齢化などで医療費の上昇が見込まれるなか、国民皆保険を堅持していくためには医療費の伸びをできるだけ抑えたいというのが政府の意図するところです。

健康保険組合も同じです。企業が設立する健康保険組合を束ねる健康保険組合連合会によると、平成27年度は、1429億円の経常赤字で、1400あまりの組合の7割が赤字組合でした。連合会のホームページでは、「ジェネリック医薬品を積極的に利用してお薬代を節約しましょう」と積極利用をよびかけています。また、中小企業等で働く従業員や

その家族が加入している全国健康保険協会も、「薬代の負担を軽減させるだけではなく、日本の医療保険制度を維持していくためにも、大切な薬」としたうえで、ジェネリック医薬品の希望を医師や薬剤師へ伝えしやすくする「ジェネリック医薬品希望シール」を作成し頒布しています。

ジェネリック医薬品の製造販売会社は多数あるため、それぞれの会社が熾烈な販売競争を繰り広げており、医療機関にもＭＲ（医薬情報担当者）とよばれる製薬会社のセールス担当が頻繁に売り込みに訪れています。

政府も健康保険組合も、そして製薬会社もジェネリック医薬品の普及に力を入れているなかで、私たちはどんなことに留意する必要があるのでしょうか。

それは、ただ価格の優位性だけでジュエネリック医薬品を選択するのではなく、医師や薬剤師とよく相談して薬剤を選択するということです。

ジェネリック医薬品は多くの製薬会社が発売しています。たとえば、カンデサルタンという降圧剤の場合、２０１５年4月現在34の製薬会社が後発品を発売しています(2)。これらの薬剤のなかからどのジェネリック医薬品を患者さんに処方すれば良いか、医師も薬剤師も頭の痛いところです。しかし、医師や薬剤師のネットワークで、薬品の評判についての情報交換がある程度行われますので、次第に数ある医薬品から取捨選択が行われていくはずです。

こうした情報は患者さんにはわからないだけに、自分の常用薬をジェネリックに変えても良いものなのか、医師や薬剤師の意見を求めることが大切といえます。

医師が発行する処方箋には、「後発医薬品変更不可」にチェックを入れる欄があり、チェックがなければジェネリック医薬品を選択しても良いということになります。しかし、医師はどの薬局でどのメーカーのジェネリック医薬品が扱われているかまでは通常知りません。そこで、医師だけでなく薬局の薬剤師にも薬について説明を求めることが大切です。

「がん放置療法」という危険な極論

少し前のことになりますが、医師の近藤誠氏の著書『患者よ、がんと闘うな』がベストセラーとなりました。他にも、『抗がん剤は効かない』や『がん放置療法のすすめ―患者150人の証言』が出版され、広く読まれています。

近藤氏はがんの手術・抗がん剤治療、それに放射線療法は意味がないばかりか有害だと主張しています。がんはどんなに小さいときに見つけても、それがもし本物のがんであれば、すでに転移していて治療しても効果はない。転移していないものは「がんもどき」なので放置して大丈夫であり、結局どちらとも治療をする意味はない、という趣旨です。

治療によって、有意義なときをすごすこともできる

がんの外来をしていると、「自分は近藤氏の本を読んでその意見に賛同しているので治

療はしたくない」という患者さんに、ときに遭遇します。氏のがんに対する向き合い方は私とはまったく異なりますし、その主張も賛同しかねるものが多いのですが、がんの進行具合や患者さんの全身状態によっては、戦わないほうが楽にすごすことのできる期間が長いこともあります。

かなり進行しているがんに抗がん剤の点滴などの治療を行っても、時間と体力を奪うだけで期待した効果が見込めないこともあるのです。

しかし、近藤氏の理論に心酔し、自分は絶対に積極的な治療を受けないと考えている人にも、がんの標準的な治療法や今後起こりうる体調の変化などを、きちんと説明する必要があります。なぜなら、がんが進行して残された時間があまりないと思っていた人のなかに予想以上に治療効果がみられ、長い間、有意義なときをすごすことのできる人がいるからです。

私の患者さんで、ステージⅣという進行した肺がんの方がおられ、余命は半年から１年前後とお伝えしたうえで、ごく標準的な抗がん剤治療を行いました。がんの進行は非常にゆっくりとしており、2年たった現在も自宅で生活しておられます。

近藤氏の理論によれば私の患者さんはがんではなく、「がんもどき」なのかもしれませんが、病理学的にもがんの診断はついていますし、抗がん剤の治療開始後に一時的に腫瘍の縮小も認めましたので、抗がん剤治療が功を奏して良好な結果を得ているのだと確信しています。

近藤氏の主張を信じきっている一部の患者さんにとって、治療の説明は雑音にしかすぎず、検査や治療をたくさん行いたい医師の身勝手な押し付けにすぎないと思われるかもしれません。しかし私は、多くの選択肢のなかから自分なりの方針を選択することが患者さんにとって必要だと感じています。

本人が手術を拒んでも、説得が必要なときがある

近藤氏の主張に対する批判は医療界の各所から出尽くしており、書籍やインターネット上にもあふれています。興味のある方はそうしたものを読んでいただければと思います。

ではなぜこのことを本書で取り上げたかというと、「医療に極論は危険だ」と例示しうる

問題だからです。

まず、手術、抗がん剤治療、放射線治療というがんの治療をどう選択するかは、一般的にはがんのガイドラインに沿って判断することができます。ガイドラインは、日本や諸外国で蓄積された研究成果、治療結果を分析して得られたデータを、典型的な状態の患者さんにあてはめて考えるものです。

手術で完治することが高い確率で期待される場合は、患者さんを時間をかけて説得してでも手術をすすめるべきです。

70歳で非常に元気な女性が初期の肺がんで私のもとにきましたが、彼女にはまったく他の病気がなく山登りをするほど元気でした。ステージ１Ｂという初期の肺がんで、手術後の検査によっては、術後抗がん剤や放射線治療を行わず経過観察しても良いケースだと考えました。

患者さんに「手術だけで済みそうだから頑張りましょう」と説明しましたが、私は年寄りだからと納得しません。私は遠方に住む娘さん夫婦を東京によび寄せて意見を聞いたところ、手術をすすめたいとの意見でした。私は、その日のうちに結論を出さずに自宅で1週間考えていただくことにしましたが、3日後に来院され手術を受けたいと同意されました。女性は肺の一部を取る手術を受け1週間で退院しました。その後6年がたちますが患者さんは元気で一人暮らしをしています。

もしがんを放置していれば、数年後にリンパや他の臓器に転移をして、痛みなどの症状を緩和する治療を受けなければならなかったかもしれません。たとえ本人が手術を拒んだとしても、完治を目指せる可能性が高い場合には、説得を続ける必要があるケースです。

一方、手術ができなくはないが、がんを完全に取り除けないおそれがあるケースでは慎重な対応が必要です。患者さんが積極的に手術を受けたい場合には、術後の抗がん治療や放射線治療について当初から検討し、体力を見ながら治療を続けていくべきでしょう。

しかし、患者さんが手術を望まない場合や体力に問題がある場合には、手術を行わず抗がん治療や放射線治療を選択することもできますし、治療自体を希望しない場合は、痛みや苦痛を取り除く緩和治療だけを将来選択することを前提に、定期的に外来に通っていただき経過観察することもあります。

医療には、断定や極論は危険

治療方針は、病気の進行度合い、患者さんの体力や年齢、患者さんの希望を総合的に考えて決めるファジーなもので、「がん」と「がんもどき」の二種類に分けて考えるべきものではないと、ここではっきりと断言しておきます。

書店には医学関連の書籍で極論が見られます。「〇〇すれば治る」「〇〇するな」という強い断定調のタイトルが並びます。こうすればがんにならない、老化はこうして防ぐ、歩くだけで病気が治る。タイトルを見ただけでいったい誰が購入するのかと思っていたのですが、出版元に聞くとこうした本は非常に売れ行きが好調だということですから驚きです。がんにならない生き方などあるのでしょうか。

ここでがんの原因を考えてみましょう。ある研究では、がんの原因は喫煙が30％、食事や肥満が30％とされています。他の要因を見てみますと、がんの家族歴が５％、環境汚染が２％、自然界からの放射線が２％などとなっています(3)。一つの研究の成果にすぎませんが、がんがさまざまな要因で発生することがわかります。また、食事や生活は改善できますが、遺伝や環境など本人にはどうすることもできない要因もあるのです。

実際は、さまざまな要因が影響し合いがんが発生するわけですから、歩いたり、ビタミンを取ったり、体温を上げたりするだけでがんを防ぐことができるとは到底考えられません。

同様に、高血圧についても考えてみます。

高血圧の90％は原因がはっきりと断定できない「本態性高血圧」とよばれるものです。遺伝的要因に加え、過剰な塩分摂取や肥満、ストレスなど生活習慣にかかわるさまざまな因子が関係していると考えられています。また、残りの10％は血圧が高くなる原因がはっきりとわかっています。血圧を調整する機能を担う腎臓につながる動脈が狭くなっている場合や、アルドステロンとよばれるホルモンの分泌異常などがそれにあたります。

こうした原因のうち、生活習慣にかかわるものについてはある程度改善が可能です。高血圧の患者さんにまず、食事療法や運動療法をお願いし、いきなり薬の内服を始めないことが多いのは、このためです。しかし、遺伝要因は改善できませんし、動脈が細い人は手術が必要です。ホルモンの分泌異常がある人には特別な薬を使った治療が必要な人もいます。高血圧についても極論では語れないことがおわかりいただけると思います。

断定調のタイトルや「〇〇すれば治る」という内容は販売を意識した戦略なのかもしれませんが、一部の読者に予断を与えて迷わせてしまいます。こうした書籍が良いか悪いかは個々の判断によりますが、医師が書いていても医学とはかけ離れた立場で書かれているものも見られます。

私は患者さんにすすめることは決してありません。

医療報道はどこまで信頼できるのか

「Epidemiology」という科学雑誌の電子版に「福島での甲状腺がんの発生率は過去と比較して30倍になり、放射線被ばくの影響が強く示唆される」という論文が掲載されました(4)。疫学が専門の岡山大学教授のグループが執筆したものです。

福島県での甲状腺がんの発生率は従来と比較して20〜50倍であり、独自に福島県内を9つの地域に分けて比較した結果、地域間で2・6倍の差が認められ、放射線被ばくの影響が強く示唆されるというのがその概要です。

福島第1原子力発電所の事故後、福島県は当時18歳以下の子どもたちを対象に健康調査を行っており、2011年10月から昨年4月末まで約30万人が受診した検査結果に基づいて分析しています。岡山大学教授のグループの論文はこの結果を独自の視点で分析したものですが、福島県の検討委員会の結論はそれと異なっています。

福島県の検討委員会は、甲状腺がんと確定した子どもが１００人を超え、日本全体の甲状腺がんの罹患率に基づいた推計を大幅に上まわることから、「数十倍多い甲状腺がんが発見されている」ことは事実と認めています。一方、放射線の影響については「現段階で完全に否定できない」としながらも「考えにくい」と評価しています。

新聞やテレビでは「甲状腺がんの発生率は過去と比較して30倍」という数字ばかりが強調されているのですが、これには注意する必要があります。

なぜ、放射線との関係は「否定はできないが考えにくい」のか？

日々の診療で甲状腺がんが発見されるケースはどうなのか考えてみます。

甲状腺は首の前方、のど仏の少し下にあるハートに似た形をした臓器で、甲状腺ホルモンという体に活力を与えるホルモンを分泌します。通常患者さんに甲状腺がんを疑われる場合は、首のところが痛い、首が腫れてきた、首にしこりが触れるといった症状で受診するときです。つまり、本人が自覚できる程度の大きさになった甲状腺がんが発見されます。

また、健康診断で医師が触診（触って形を見る診察）や超音波を行い偶然発見ケースもあります。

　こうして診断された甲状腺がんの数が日本全体の甲状腺がんの罹患率のデータとして採用されています。


　一方、福島のケースはどうでしょうか。ここではスクリーニングといって、当初から甲状腺がんを探す検査が行われています。自覚症状に基づいた検査ではなく、甲状腺に超音波の機械をあてて非常に小さい異常を探し出します。一般の人が気づかない、5、6ミリ程度のしこりもスクリーニングでは発見することができます。

　このように、懸命に探し出して発見した甲状腺がんの数と、患者さんの自覚症状や通常の健康診断で発見された甲状腺がんの数を単純に比較するのは不自然です。本来もう少し大人になった段階で発見された甲状腺がんが、スクリーニングによって早期に発見されている例もあるかもしれません。ですから福島県の発表では、数が多いことは事実として認めたうえで、放射線との関係は、「否定はできないが考えにくい」としているのです。

　こうした統計学的な考え方は一般の人には少々難しいかもしれませんが、少なくともこうしたデータを報道する場合には、データがどのような意味を持つのか正確に伝えなければばなりません。

教授が２０１５年10月に外国特派員協会で会見したことや、国際的な科学雑誌に掲載されたことから専門家も事態を重要視している証であると報道されました。その結果、20〜50倍という数字や甲状腺がん発見数の増加という現象だけがクローズアップされました。

福島の甲状腺がんについては、原発の事故と甲状腺がん患者の診断数の増加を強引に関連づけようとする内容の報道を目にします。

福島原発の事故は人災ともいうべきもので、国や東京電力の責任は重大ですが、彼らの糾弾や原発行政の転換を意図して、事故とがんの関係を強引に結びつけるのであれば、一番迷惑を被るのは、福島の子どもたちとその家族です。現時点で結論が出ないものについては、両論を誤解のないように報道することが、きわめて重要だと思います。

都合の良い報道だけで、批判やチェックがおろそかに

医療や科学技術をめぐる報道について、もう一つ、あまりにも有名になったＳＴＡＰ細

胞のケースはどうでしょうか。

STAP細胞はほ乳類の体細胞に刺激を与えるだけで、さまざまなものに変化することのできるとされる万能細胞で、2014年1月に理化学研究所（当時）の小保方晴子氏らが発見したとして、世界的な学術雑誌「ネイチャー」に論文を発表しました。世界的な発見であることもさることながら、割烹着を着た30歳の女性が大きな成果をあげたことが注目され、「理系女子（リケジョ）の星」としてもてはやされました。

テレビも新聞も、大々的に報道させようという理研の仕掛けに乗せられてしまい、発表の内容よりもむしろ、小保方氏の人柄や女性の活躍などに重きが置かれました。しかし論文に「捏造」「改竄」があったとして「ネイチャー」の論文が撤回されると、報道は小保方氏やその周辺へのバッシングへと変化しました。

「〇〇教授のグループが△△を発見した。今後の治療につながる画期的な成果だと注目されている」といった類の報道にも注意が必要です。

科学的な発見は、それが本当なのか別のグループによる再現実験を行う必要があります。STAP細胞の場合、複数のグループが再現実験を行いましたが、結局再現は失敗しました。

この再現実験が行われるまでは、新発見の事実はかなり慎重に扱われる必要があります。

ＳＴＡＰ細胞は、世界的権威の「ネイチャー」に論文が掲載されたことが免罪符となり、再現実験や克服しなければならない課題についての報道がおろそかになりました。新技術の開発も同じです。新しい技術が実用化されるまでには安全性やコスト面などさまざまなハードルをクリアする必要があります。「新技術開発！」などと大きく報道されても、知らないうちに実用化が頓挫して消え去っていく技術は山のようにあります。

新発見や新技術についての報道は「報道したもの勝ち」という側面があります。将来への希望で高揚感が得られる一方、第三者の権利を侵害する要素がないため、都合の良い要素だけをてんこ盛りにして報道することが可能です。このような場合、新発見や新技術に対してコメントを寄せている第三者も、発見者や開発者と良好な関係にある人が多いため、批判的なコメントを寄せたり、チェック機能をはたしたりすることができません。

科学や医療の報道には、分野に特化した記者が必要

医学や科学の報道は、一般の人がわかりにくい専門分野を噛み砕いて伝える技術が必要なため、政治や社会現象の報道とは違い、科学的思考が可能な記者が取材し原稿を書く必要があります。大手マスコミのなかには医療や科学報道に特化した記者もいますが、その数は非常に少なく、すべてにおいて機能しているとはいえない状況です。

欧米では医師や研究者が新聞記者になったり、テレビリポーターになったりすることもあります。元記者であった私も、いつかマスコミに戻って医療記事を書けば、ひと味違った内容になるのではと指摘されたこともあります。高い専門性を持つ取材者を確保することは容易ではないと思いますが、サイエンスの報道には科学に造詣の深い取材者を配置すべきだと感じます。

一方、情報の受け手にも注意が必要です。すべての報道が事実関係を正確に伝えているとは限りません。科学や医療のプロではない人が原稿を書き、それを読者や視聴者に伝え

ているのですから、情報を多方面から仕入れる努力が必要です。

インターネットには不確実な情報があふれていますが、少なくともさまざまな異なる意見に触れることができます。一つの事象に対して立場の異なる人たちがそれぞれどうコメントをしているか知るだけでも、医療や科学を多角的な視点で考察できるようになるかもしれません。

また、いたずらに成果を強調するセンセーショナルな見出しやコメントに引っ張られないことも必要です。新聞やテレビは、科学技術や医療にかんする報道を、アカデミックな要素だけでなく、エンタテインメントの要素も盛り込んで伝えがちです。

情報の受け手は、テレビや新聞の情報を鵜呑みにせず、賢く利用することが必要です。

薬の副作用から健康を守るために

薬はできるだけ飲まないほうが良い、とよくいわれます。なぜでしょうか。一つは耐性です。すでに抗菌剤について言及しましたが、使用し続けていると耐性ができてしまい、次第に抗菌剤の効かない菌が増えていきます。

もう一つは副作用です。どのような薬剤にも副作用があります。抗菌剤を内服すると腸内にふだんからいる菌が少なくなってしまい、その結果消化不良を起こし下痢になることがあります。薬疹といって、薬剤があわず皮膚に発疹がでることもあります。

「副作用の説明を怠った医者の責任は重い」

外来で診療を終えると、最後は薬を処方し患者さんは帰宅します。薬剤にはさまざまな副作用がありますが、それをどこまで説明するかしばしば問題になります。比較的見られる副作用については必ず説明する必要があります。

たとえばコレステロールを低下させるスタチンという薬があります。コレステロールを高いままにしておくと動脈硬化が進みやすくなり、心筋梗塞や脳梗塞になるリスクが上昇します。そこで食生活や運動を増やすなどの生活習慣を改善してもコレステロールの値が下がらない人には、スタチンを処方することがあります。

このスタチンの有名な副作用に肝機能障害があります。また、横紋筋融解症といって筋肉が壊れる副作用が出ることもあります。患者さんには、激しい運動もしていないのに筋肉痛や全身のだるさを自覚した時は内服をやめてすぐに受診してください、筋肉が壊れる副作用が出ると尿の色が麦茶みたいな濃い色になりますから、尿の色には十分注意してください、と説明します。

そしてもし自覚しうる副作用がなかったとしてもおおむね2週間後には、血液検査で副作用がないことを確認しなければなりません。この過程を怠って、患者さんに重篤な肝機能障害や横紋筋融解症が起こった場合には、医師は説明を怠った責任を免れることはできません。

また、マイコプラズマという病原体による激しい咳や熱の出る感染症があります。いくつかの抗菌剤で治療することができますが、その一つにミノサイクリンがあります。価格が安く効果もあるので非常に重宝するのですが、めまいの副作用を起こすことがあります。患者さんに「めまいが起こることがあるが、軽い場合はそのまま継続してミノサイクリンを内服してください。強いめまいに場合は内服を中止して来院してください」と私は説明します。

花粉症に効くアレルギーの薬やかぜ薬に含まれる抗ヒスタミン剤はのどが乾いたり、眠気が出たりすることがあります。したがって「眠気が出る場合には車の運転は控えてほしい。高所での作業など危険をともなう作業は控えてほしい」とあらかじめ説明します。

しかし、すべての副作用を説明する必要があるのでしょうか。判例を見てみると、医師にとって非常に衝撃的な事実があります。

「全身の皮膚が剥げ落ちるかも」と、説明を受けて服用できるか？

医師が患者にけいれんを抑えるフェニトインとフェノバルビタールという薬を投与したところ、３００万人に１人しか起こらないといわれる副作用の中毒性表皮融解壊死症（ＴＥＮ）を発症して死亡したという事案があります。患者の遺族が医師に対して、投薬に際し注意義務違反があったとして損害賠償請求を行いました。

ＴＥＮは薬剤や感染症などが原因となり、体に免疫学的な変化が起き、皮膚と粘膜に水疱ができたり皮膚がはがれ落ちたりする病気です。抗菌剤、消炎鎮痛薬、抗けいれん薬、高尿酸血症治療薬などの薬剤が発症に関与することもあり、人口１００万人あたり年間０・４〜１・２人、死亡率は30％と報告されています。

私はこの病気を教科書でしか見たことがありませんが、判決では「副作用の結果が重大であれば、発症の可能性がきわめて低い場合であっても、副作用が生じたときには早期に治療することによって、重大な結果を未然に防ぐことができるように、服薬上の留意点を具体的に指導すべき」として医師の落ち度を認めました[5]。

このTENを引き起こしうる薬剤に抗菌剤や消炎鎮痛剤がありますが、読者の方でTENの可能性を事前に説明された人はどのくらいいるでしょうか。私が日常的に処方する抗菌剤に、ペニシリン系という種類の「オーグメンチン」があります。オーグメンチンの添付文書を読むと、重大な副作用の2番目にTENが記載されています。また日本人の間で広く使用されているロキソプロフェンという消炎鎮痛剤の添付文書にも重大な副作用の3番目に記載があります。

じつは、ロキソプロフェンには重大な副作用が12項目記載されています。TEN以外には、血圧が下がって危険な状態になるショック症状や、心不全、腎不全、消化管穿孔（腸に穴が開く）などとなっています。聞けばおそろしくなるような副作用ばかりなのですが、いまからこの薬を飲もうというときに「全身の皮膚が剥げ落ちたり、腸に穴があいたり、血圧が下がって意識がなくなったりすることがまれにあります」といわれたら非常に不安になると思います。

副作用をすべて説明することは、現実的に不可能

1回の診察では複数の薬剤の処方を行うことが多く、それぞれの薬剤について重篤な副作用をすべて説明すると、副作用の説明だけで相当の時間を費やすことになり、現実的だとはいえません。

私は、この判例を以前から知っていますが、だからといって、患者さんにTENを説明するかといえば、していません。「どのような薬でも思いがけない副作用がありますから、体調に変化があったときにはただちに内服をやめて受診してください」というのが精一杯です。

最近は調剤薬局で副作用が記載された説明書を渡されることが多く、医師と薬剤師は役割分担ができるようになってきてはいますが、患者さんの側も、薬にはさまざまな副作用があることを認識すべきだと思います。薬剤の添付文書はインターネットで簡単に探し出すことができます。薬を内服して何か異常を認めたときは、内服を中止して病院を受診するのはもちろんですが、自分でも情報を収集して自己防衛につとめることが肝要です。

そして何よりも大切なことは、薬はできるだけ飲まないほうが良いということです。たとえば、市販のかぜ薬を内服した若者が、かぜ薬と体との相性が悪く、薬剤性の間質性肺炎という重症の肺炎になり、治癒するまで数か月を要した事例を私は担当したことがあります。薬をたくさん処方してほしい、念のために抗菌剤を処方してほしいという要望自体がいかに有害であるかわかると思います。

（1）第15回厚生科学審議会　予防接種・ワクチン分科会　副反応検討部会、平成27年度　第4回薬事・食品衛生審議会　医薬品等安全対策部会　安全対策調査会（合同開催）　参考資料1「子宮頸がん予防（HPV）ワクチンの副反応に関する論点整理」
（2）平成27年5月21日　行政改革推進会議　歳出改革ワーキンググループ重要課題検証サブ・グループ（第4回）日本医師会提出資料　後発医薬品の普及に係る現状と今後の課題
（3）Harvard Center for Cancer Prevention: Harvard Report on Cancer Prevention, Volume 1: Causes of Human Cancer, Cancer Causes Control 1996; 7: S3-S59.
（4）Toshihide Tsuda, Akiko Tokinobu, Eiji Yamamoto, and Etsuji Suzuki. Thyroid Cancer Detection by Ultrasound Among Residents Ages 18 Years and Younger in Fukushima, Japan: 2011 to 2014. Epidemiology 2015
（5）高松高判　平成8年2月27日　判例タイムズ９０８号２３２頁
（6）Effect of inhaled glucocorticosteroids in childhood on adult height N Eng J Med 2012, 367: 904-012

第5章
私たちの医療はどう変わる？

日本の健康保険制度はどう変わる？

私のいるベトナムにも日本に類似した健康保険制度があり、大半の人は保険に加入しています。ただし保険でカバーできるのは指定されたローカルの医療機関のみ、外資系の病院や、私が勤務するプライベートホスピタルは受診することはできません。

中流階級以上のベトナム人は公的保険とは別に医療保険に加入しており、その医療保険を使って受診します。代表的な保険は日本の大手損害保険会社と提携しているＶＡＯＶＩＥＴという会社で、私の病院にもＶＡＯＶＩＥＴの保険に加入しているベトナム人が大勢受診します。保険に入っていなくてもリッチなベトナム人は現金で全額を支払いますが、検査で病気が確定し、いざ入院となると払えない人が半数程度います。そのような人は一つのベッドを数人で使用していたり、病棟の廊下にまで入院患者さんのベッドが置いてあったりと、日本人なら躊躇して絶対入院できない国立の病院へと移っていきます。

私の勤務する病院では、がんの治療は抗がん剤や放射線治療もふくめ可能ですが、裕福でない人たちは十分な資機材のある医療機関で治療できないことが多く、治療を断念して地域の病院で痛みの治療に専念することもあります。

金持ちは納得のいく治療を受けられ、貧しい人はそれに見合ったサービスしか享受できない仕組みは、ベトナムだけでなくアメリカもまた同じです。アメリカの医療保険は民間会社が行っているため保険料が非常に高く、これまでおよそ5千万人が無保険といわれていました。「Affordable Care Act」（ＡＣＡ）、通称オバマケアがスタートし低所得層も保険に加入することとなりましたが、享受できるサービスには大きな隔たりがありますし、制度自体への反対も根強いようです。

日本もかつて１９５０年代前半までは3千万人が無保険だったそうです。１９５８年に国民健康保険法が制定され、原則として国民全員が公的な医療保険に加入する国民皆保険制度がスタートしました。

目の前に迫る、健康保険制度の「2025年問題」とは何か?

ここで、日本の保険制度について整理しておきます。保険には、自営業者を中心とした国民健康保険、中小企業の従業員を対象とした協会けんぽ、企業のサラリーマンを中心とした健康保険組合があります。いずれかの保険に加入し保険料を支払っていれば保険診療を受けられます。また、この制度の大きな特徴に、国民が自分の判断で自由に医療機関を選択できる、フリーアクセスがあります。地域の病院、大学病院、クリニックでもすべて医療保険の給付対象になります。

仕事をしている一般的な世帯の自己負担率つまり、窓口で負担する割合は3割ですから、残りの7割は保険から支払われます。医療機関を受診して3千円を支払ったとすると、保険から7千円が支払われており、実際には1万円かかっているわけです。保険から支払われる7千円は、われわれが支払う保険料をもとに運用されている公的保険から支払われるのですが、このすべてを保険料だけで賄うことはできず、不足した分は税金があてられています。

平成25年度の国民医療費の総額は40兆610億円で、前年度に比べ8千493億円増加していました。総額40兆円の財源を見ると、患者負担は5兆円あまり、残りは保険料から19兆5千億円、国庫と地方からは15兆5千億円支出されています。

一年間の医療費を人口1人あたりに換算すると、31万4700円なのですが、75歳未満では20万円あまりなのに対し、75歳以上の後期高齢者では90万円あまりと大きな差があることがわかります。

次に、財源ではなく誰に対して医療費が支払われたのか見てみます。国民健康保険や企業等の健康保険の加入者に対する支払いが18兆8千億円、後期高齢者医療制度の対象となる75歳以上に対する支払いが13兆円でした。後期高齢者の医療費は前年比3・7％と高い増加率になっています。

保険加入者の医療への支払と、後期高齢者の医療への支払の枠組みは、まったく異なるものです。後期高齢者医療制度は、75歳以上の後期高齢者が加入する独立した医療制度です。この後期高齢者をめぐっては、「2025年問題」とよばれる事態への懸念があります。2025年には、団塊の世代の全員が75歳以上の後期高齢者となるのです。後期高齢者医療の財源は、後期高齢者が支払う保険料が1割だけで、残りは、国と地方で5割、後期高齢支援金という枠組みから4割が充てられますが、この後期高齢支援金とは74歳以下の人が加入している、健康保険組合や国民健康保険の保険料から支出されます。つまり、2025年に向けて後期高齢者を支える若年者の負担が一層増えることになるのです。

あらゆる取り組みで、医療費の削減をしなければ…

国民皆保険制度を維持し続けようと考えるなら、医療費を削減する取り組みを必ず行わなければなりません。現在検討されているいくつかの対策を見てみます。

まず、ジェネリック医薬品（後発医薬品）の利用の拡大が推進されています。

前章で言及しましたが、ジェネリック医薬品は先発医薬品と同等の効果が期待されています。国内でのジェネリック医薬品の数量シェアを見ると2015年9月の速報値で現在およそ56％です。金額ベースでは11％と、ＯＥＣＤ平均の24％の半分にも届いていません(2)。政府はジェネリック医薬品の数量シェアを２０１８年度から２０２０年度末までの間のなるべく早い時期に80％以上にする目標を掲げています。

私も基本的にジェネリック医薬品の使用拡大には賛成ですが、一つの薬剤を複数の医薬品メーカーが製造販売している状況で、どのメーカーのものを選んで良いかわからない状態です。ジェネリック医薬品は１兆円市場とも見られており、今後も新規参入が予想されるだけに、その品質と監視する仕組みをつくり、医師や薬剤師の間で積極的な情報交換が必要と考えます。

窓口負担の増額も検討されています。

現在の制度では、かかった医療費のうち1割から3割を窓口で支払う仕組みになっています。これに加えて、窓口で定額の負担を求めてはどうかという意見があります。これまで、1回につき１００円や５００円の上乗せ負担を求める案が出されてきましたが、実現していません。低所得者が受診を控えて、病状が悪化するおそれがあるという指摘があるからです。

しかし、医療費の財源が不足している以上、実際に医療サービスを享受する側からその一部を徴収する方式がもっとも多くの人が納得できるという気がします。また、現在1割負担となっている75歳以上の後期高齢者の窓口負担を2割負担としてはという案もあります。高齢者でも高い収入を得ているケースもあり、収入に応じた負担割合の変更は可能ではないでしょうか。

市販薬があるなら、医療保険の適用を外してもいい

医療保険の対象となる処方薬の範囲を狭める動きもあります。２０１０年にはたんなる栄養補給目的でのビタミン剤が保険適用からの適用から除外され、国費ベースで約42億円の削減となりました。また、２０１４年には治療目的でないうがい薬の単体処方が保険適用から除外され、これは国費ベースで約60億円の削減となっています。

たしかに、ビタミン剤やうがい薬は、必ずしも医療機関で処方する必要はないと思います。これらは市中のドラッグストアでも簡単に購入することができるため、必要な人が自費で購入することができます。したがって医療保険の適用から除外されたことは妥当だと

考えます。

さらに２００５年４月には、一部の湿布薬への保険の適用を外すよう政府の規制改革会議が厚生労働省に求める提言しました。私にも、家庭で使用するための湿布を大量に処方するよう求められた経験があり賛成でした。規制改革会が保険適応から外すように求めたのは、皮膚を冷やしたり温めたりするだけの一部の湿布薬だけでしたが、製薬会社等からの強い反対があり、厚生労働省が難色を示した経緯があります。

結局平成28年度の診療報酬改定で１回に70枚を超える処方についてはそれを超える額について保険適用としないことになりました(3)。対象となった医薬品は「市販品と類似した医療用医薬品」、つまり市中のドラッグストアで同等に製品が入手できるもので、今後も一部の消炎鎮痛剤（熱さまし、痛み止め）や胃薬などを保険適用から外すことが議論されるかもしれません。しかし湿布と同様に各方面から強い反対が出ることも予想されます。

フリーアクセスの制限はやむをえない？

医療費削減の手段としてフリーアクセスの問題を論じる人もいます。日本は健康保険証だけで、クリニックや地域の病院、大学病院まで患者さんが受診したい医療機関を原則自由に受診できます。自分で自由にどこの病院へ行こうか選択できるフリーアクセスは日本独特の仕組みですが、海外では異なります。

たとえばイギリスでは、家庭医が紹介状を書かなければ患者は専門科にかかることができない仕組みになっています。ドイツはあらかじめ登録した開業医を受診するシステムになっており、それ以外は追加料金が必要で、大規模病院の受診は紹介がないとできません。

アメリカは民間保険が主体となっているため、自分が加入した保険会社のリストにある医療機関しか受診できません。救急医療を除いて、家庭医がまず患者さんを診察し適切な病院等に紹介、退院後は再び家庭医が担当するという役割分担が明確であり、家庭医や地域の医療機関の紹介なしに患者さんが大規模病院を利用することを制限する場合が多いのです。

フリーアクセスは患者さんが自ら医療機関を選択できるため、患者本位の素晴らしいシステムだという意見がありますが、気に入った医療機関や医師が見つかるまで次々と医療機関を受診するドクターショッピングが起こりやすいという問題があります。また、かぜなどの軽い疾患で大規模病院を受診する患者さんが増えるため、勤務医の過酷な労働状況の原因の一つとなっているという見方もあります。

このフリーアクセスを制度としてではなく、ハードルをあげることで事実上一定程度制限しようという取り組みが始まりました。前にも述べましたが、紹介状を持たずに大病院を受診した場合、患者が５千円以上を追加料金として支払う仕組みです。

今回新たに設けられる仕組みでは、対象となる病院を、大学病院を中心とした高度な医療を担う特定機能病院と、ベッド数５００以上の規模の大きな地域医療支援病院（複数の市町村に一か所設けられる）などに絞ったうえで金額を引き上げ、支払いを義務化しました。

この追加料金を課すことで、病院の役割分担が明確になるのではないかと私は考えています。

これに対し、患者さんの大病院を受診する権利を侵害している、裕福な人しか大病院を受診できなくなるという反対意見を耳にします。しかし、医療費の高騰で現行の保険制度が崩壊してしまえば、アメリカのように民間保険に頼らざるをえず、貧富の差によって受けることのできる医療の差に直結する事態にもなりかねません。

健康保険制度のタブー？
混合診療の扉が開かれる

これまで書いてきた通り、保険診療とは、保険で費用の一部が公的医療保険から補償される診療です。

これと対照的なものとして、自由診療があります。自由診療は保険外診療や自費治療などともよばれます。厚生労働省に資料によると、「医療保険各法及び同法に基づく療養等の給付並びに公費負担医療に係る給付の対象とならない検査、手術その他の治療の方法をいう」と非常にわかりにくい表現になっています。

よく知られているのは、視力回復治療として知られるレーシック手術です。日本語では角膜屈折矯正手術といわれ、眼の表面にある角膜をレーザーで削って近視や遠視などを矯正する手術です。レーシック手術は保険適応外で、インターネットで検索してみると、相場はおよそ15万円から30万円のようです。

また、顔面のしみやほくろをレーザーで除去する治療も自由診療です。がんの治療の場合には、まだ承認されていない抗がん剤を使用する場合に、保険は適用されず、自由診療となります。

「混合診療」はなぜ、認められてこなかったのか

自由診療を日常の診療と併用する場合には厳格なルールがあります。

一般の保険診療のみの場合、患者さんは負担割合に応じた金額を窓口で支払えばいいことになります。3割負担の患者さんの場合、1万円の治療については3千円を窓口で支払うことになります。自由診療のみの場合は、全額自己負担ですから1万円を支払います。

では、通常の保険診療の際に一部自由診療を取り入れた場合はどうなるのでしょうか。

たとえば、がんの治療を受けている人が、未承認の抗がん剤を使いたいと申し出たとします。

保険が効く抗がん剤治療の場合は、薬剤費や点滴をふくめての料金が30万円であれば、

患者さんはその３割の９万円を窓口で支払うことになります。しかし、未承認の抗がん剤も合わせて使用することになりました。未承認の抗がん剤は50万円でした。この際、患者さんが窓口で支払わなければならない金額は９万円プラス50万円で59万円となるのでしょうか。

これは不正解です。

治療の一部に自由診療を取り入れた場合、治療全体が自由診療とみなされます。したがって患者さんは80万円を窓口で支払わなければなりません。

保険診療と自由診療を併用することを「混合診療」といいます。前出の例でいえば、59万円を支払うというやり方の混合診療は禁止されてきました。厚生労働省は混合診療を禁止してきた理由を二つあげています。

一つ目は、本来は保険診療によって必要な医療が一定の自己負担額で提供されるにもかかわらず、混合診療を認めると、患者に対して保険外の負担を求めることが一般化してしまい、患者の負担が不当に拡大するおそれがあるという理由です。

二つ目は、安全性、有効性等が確認されていない医療が保険診療と合わせ実施されてしまうことになり、科学的根拠のない特殊な医療の実施を助長するおそれがあるというものです。

日本医師会はこの混合診療に強く反対してきました。日本医師会のホームページには、医療は教育などと同じ社会的共通資本であり、お金の有無で健康や生命が左右されるようなことがあってはならないという趣旨が記載されています。

期待と懸念、がん患者の心を揺らす「患者申出療養」制度

しかし、開業医が中心となっている日本医師会が、開業医にはさほど関係のない混合診療について反対している本当の理由は何かと疑いを向ける意見もあるようです。混合診療に賛成する立場、反対の立場のそれぞれに思惑があるように推察できますが、混合診療について新しい動きが出てきましたので、ここではそちらを検証したほうが、みなさんにとって有益な情報となるでしょう。

新しくスタートする制度は「患者申出療養」とよばれるもので、公的保険の適応となる診療と、保険適用外の自由診療を併用させる混合診療の一種です。この制度では、患者さんがまだ承認されていない治療薬や医療機器による治療を希望することができます。

ある承認されていない治療が患者申出療養として初めての場合、患者さんは日頃から治験などを行っている「臨床研究中核病院」に治療を受けたい旨を申し出ます。申し出を受けた中核病院は混合診療の申請を行い、国に設置される「患者申出療養に関する会議」で有効性や安全性等を原則6週間で審査され、審査に合格すれば、患者さんは治療を受けることが可能です。

また、患者さんが申し出た治療が、すでにどこかの臨床研究中核病院で実施されているものの場合、患者さんの身近な医療機関で実施できるかどうかが原則2週間で審査され、身近な医療機関で実施できる場合もあるという制度です。

この制度で対象となると期待されているのは、まだ承認されていない抗がん剤による治療や、放射線治療の一種で、炭素イオンを加速器で光の速さの約70％まで加速してがんを狙い打つ重粒子線治療、免疫細胞に作用してがんを治療する免疫療法などです。

患者申出療養については、既存の治療で効果のない患者さんが熱い期待を寄せています。NHKの報道番組では、スキルスというタイプの胃がんの治療に、これまで一般的だった抗がん剤の点滴ではなく、患者申出療養によってお腹のなかに抗がん剤を投与する腹腔内治療を受けたいと希望する患者さんが取り上げられていました。

お金持ちだけが長生きできる制度ではないのか？

一方で、強い反対意見もあります。患者さんの団体からは「治療費が高すぎて利用できない」と不満の声があがっています。希望する人には、経済的負担が強いられることは違いないですし、裕福な人しか治療を受けることができないという批判もあります。

国立がん研究センターによると、欧米で承認されていて日本では承認されていない抗がん剤の大半は一か月あたり100万円を超える薬剤費が必要とされています。これだけの出費が可能な患者さんは、ごく限られた人になると考えられます(4)。

また、患者申出療養制度によって、新たに開発された医薬品や医療機器が保険承認されないままの状態で固定されてしまうことを、患者団体は非常に警戒しています。金銭的に余裕のないがん患者さんが、長い間新しい薬剤や治療法を受けることができない事態にもなりかねないからです。この懸念に対して、今回の患者申出療養制度では、国の審査に合格した医薬品や医療機器はいずれ保険適応となる（保険収載される）ことを前提とすることで対応しようとしています。

さまざまな期待や反対がうごめく新しい制度ですが、実際にがん患者さんを診てきた立場からすると、多額の出費に苦労する患者さんが多い現実はよく理解できます。その一方で、新しい治療、少しでも効果が見込める治療を探し求めて、遠方のがんセンターや大学病院を受診する切実な思いを持つ患者さんもいます。

新しい薬剤や治療法がなかなか承認されないわが国で、少しでも治療の可能性を探っていくためには、たとえ、さまざまな制限や懸念があるうえに一部の限られた層しか対象となりえない制度であっても、まずは実施ありきで、その後検証を行うという考え方があっても良いと私は思います。

八方美人になって、結局何もできないよりは、前に進むステップに一歩踏み出せるほうが医療の発展にとって好ましいのではないでしょうか。4月以降申請される治療が、がんセンターや大学病院だけではなく、私がいた地域のがん拠点病院で可能となるのはいつ頃なのか、しっかりと見守って行こうと思います。

もはや世界のトップランナーでない!?
日本の医療

日本の医療技術は世界トップレベル、というのが多くの日本人の共通した認識です。

もちろんこれは医療に限ったことではありません。科学技術や産業、ものづくりなどの多くの分野で日本はトップランナーでした。かつては、海外旅行に行った先で身近な家電から乗用車までほとんどが日本ブランドで、日本人であることが非常に誇らしく思えたものです。

ところが近年、新興国が力をつけたことや、日本の国際戦略が不足していたことなどさまざまな要因が重なり、海外では日本のものとは別の標準的な仕様が決まるなどして、科学技術や産業が拡大発展していきました。その結果、気づいたときには、日本製品は世界標準から大きく取り残され、「ガラパゴス」と揶揄されるようになってしまいました。

世界やリードしていたＳＨＡＲＰやＳＯＮＹ、東芝などのメーカーも、旧態依然とした体質から脱却できずに凋落しシェアを失ったり売却されたりしています。それでも日本が先頭集団を走っていることは事実ですが、ややもすればその集団からも脱落してしまう状況になってしまっています。

こうしたなか、医療の世界では「2023年問題」という、一般にはあまり知られていないが、日本の医学部関係者の間では深刻に受け止められている問題があります。

国際基準への視点を欠いていた日本の医学部

アメリカとカナダ以外の医学部出身者がアメリカで医療を行う際には、ECFMG(Educational Commission for Foreign Medical Graduates)という委員会から資格を交付されなければならないのですが、このECFMGは「2023年以降は、世界医学教育連盟(WFME)で認定された医大の卒業生しかECFMG認定の対象としない」ことを明らかにしました(6)。

これまで日本の医学部卒業生は、アメリカの医学部卒業生と同等の能力があるとみなされており、アメリカの医師国家試験を受験する資格がありました。

ＷＦＭＥは、各国の医学部教育の質保証を求める方針を打ち出し、「世界医学教育連盟グローバルスタンダード」を公表し、認証評価を行っています。欧米諸国のアメリカ、イギリス、カナダなどだけでなく、タイ、マレーシア、フィリピン、中国、台湾、韓国などのアジア諸国の医学部も、世界医学教育連盟の認証評価を受けてきました。ところが、日本にはＷＦＭＥ認定医大が一つもありません。

問題は、アメリカでの医療を希望する日本の若手医師の道が閉ざされることだけではありません。このままでは日本の医学部を卒業した医師は、国際標準の医学教育を受けた医師として認められなくなったり、日本の医学部に対する評価にも疑問符がついたりするおそれがあります。

また、日本の医療技術だけでなく、病院そのものを丸ごと輸出しようという構想もありますが、こうした医療産業の輸出そのものにも影響をおよぼすかもしれません。

各国の医科大学が国際基準の認証を受けるべく努力をしていたなか、これまで日本の医学部・医科大学の関係者にはその視点が欠落していました。

世界にアメリカ型医療への追随を求めるECFMG

ＷＦＭＥの認証はＷＦＭＥが各医科大学に直接与えるのではなく、それぞれの国の医学教育を評価する組織が、ＷＦＭＥのガイドラインに従って、各国の医学部の評価や認証を行う仕組みです。

この２０２３年問題に対応するため、日本では、２０１５年12月に一般社団法人「日本医学教育評価機構」(JACME; Japan Accreditation Council for Medical Education) が発足しました。国際的な観点から日本の医学部の教育の質を保証することを目的とし、今後全国80の医学部について評価を行っていく予定だということです。

とくに改善が必要とされているのは、日本の医学教育カリキュラムは座学が多い一方で、病棟で実際の医療を行いながら医療を習得する臨床実習期間が短いことだと指摘されています。

私の卒業した山口大学医学部では、五年生から臨床実習を受講することになっていましたが、実際は実習といっても見学に毛が生えた程度のものでした。これは、当時の日本の医学部ではほぼ標準となっていたカリキュラムです。今後は、臨床実習を増やすだけでなく、医学生の実技を評価したり、教育の質を評価したりする仕組みづくりが急ピッチで進むことになります。

アメリカのＥＣＦＭＧの宣言は、事実上他国に対してアメリカ型の医療への追従を一方的に求める性格のものではありますが、アメリカは医療の質を担保するために医学教育の充実を積極的に行ってきた経緯があり、これを機に日本の医学部の教育レベルが向上することを願います。

また、今回のことで、日本の医学界に海外の技術の進展や教育動向にアンテナを張り、競っていく意識が育っていくことがもっとも重要ではないかと感じています。

後悔しないための高齢への備え

第2章に続いて、あらためて高齢者の問題について考えてみたいと思います。

認知症で徘徊をしていた91歳の男性が列車にはねられて死亡した事故をめぐって、鉄道会社が、振替輸送や人件費などの費用約720万円の損害賠償を家族に求めた訴訟は衝撃でした。

今回の判決で、同居していた高齢の妻は認知症の夫の「監督義務者」とは認められないため賠償責任はないと結論づけました。しかし、若い子どもが連日介護している場合には監督義務者とされる可能性もあるという点で、高齢者と暮らす家族の責任は重大だと見るむきもあります。

薬は病院で受け取ったと思っていたのに、自宅に帰るといつもない

私が注目したのは、身内の高齢者を、「誰が中心となりどのように介護するのか」「身体の異常などが起こったときにどのような対処をするのか」、そのことを、家族全体で決めておくことの重要性です。

今回、同居していなかった長男も監督義務者とはいえないとされ賠償責任を免れましたが、これは法律上のことであって、もし自分の父親や母親が遠方で倒れ入院した場合には、その後の治療方針を決断するのは遠方の子や孫になります。

自分の親はずっと元気だと思いたいのは皆同じです。最近電話で話したときは元気だったから大丈夫、半年前に訪問したときは気丈だった、という話はよく聞きますが、第二章にも述べた通り、子どもの前で親は元気に振る舞うものです。また軽度の認知症があったとしても、子どもが訪問したときにだけ、しっかりとする高齢者もめずらしくありません。

外来に通院していた84歳の男性が、定期処方薬が足りなくなったと何度も予約外で受診するようになりました。薬はどうしたのかと聞くと、誤ってゴミ箱に捨ててしまったといいます。ふだん男性は、診察終了後に処方箋を持って病院近くの調剤薬局で薬を処方してもらっているはずでした。私は男性の許可をとり調剤薬局に電話をかけました。すると、ここ3か月一度も来ていないとのことでした。

男性にさらに詳しく聞くと、処方箋を自宅に持って帰ったがどうしていいかわからなかった。薬は病院で受け取ったと思っていたのに自宅に帰るといつもなかった、と話してくれました。つまり、男性は判断する能力が十分とはいえない状態まで低下していたのです。

そこで、隣県に住む長男に連絡したところ、来院してくれました。息子が父親の自宅を訪問したところ、部屋のなかは荒れ放題だったようで、長男は初めて父親の判断能力が低下していることに気づいたとのことでした。

神経内科を紹介して診察を受けてもらったところ、認知症と診断されました。家族に市役所に行ってもらい要介護申請を済ませました。ホームヘルパーが週に1回、毎週土曜日か日曜日には長男夫婦が男性の自宅を訪問することとなり、男性は一人暮らしを続けることになりました。

この事例は長男夫婦が隣の県に住んでいたため、通いでの見守りが可能でしたが、このようにすんなりと解決ができる事例は非常に少ないと思います。

高齢者の体の不調、いつ入院どきを見きわめるか

高齢者施設に入所している人が、次第に食事が食べられなくなって病院に運ばれてくることが非常に増えています。

施設の人に話を聞いてみると、この１か月の間少しずつ食欲が減ってきており、前は杖歩行ができていたのに、いまはほとんどの時間をベッドのうえですごしているということでした。体の診察では大きな異常が見つからず、血液検査では軽い脱水と栄養不足だとわかりました。年齢はすでに90歳でありいわゆる老衰であろうと考えられました。

困った施設は入院させたいといってきます。しかし子どもたちは遠方に住んでおり週末でないと来院できないといいます。急に具合が悪くなったとき、家族はどうしたいのか事前に話しあっていますかと施設の人に聞くのですが、そのような話はしたことがないとい

うことでした。

正直にいうと、このようなケースは病院にとって非常に対応に困ります。困る理由にはいくつかあります。一つ目は受け入れ体制の問題です。

このような高齢者が運び込まれるのは、だいたい土曜日か日曜日、もしくは通常の診療が終わった夕方5時以降のことが多いのです。平日の日中は、施設に看護師が勤務していたり、嘱託の訪問医が往診していたりしますので、多少具合が悪い、元気がない場合でも、経過観察ができています。

ところが夜になると往診医も来てくれませんし、介護の経験はあっても医療には詳しくないスタッフだけで当直をしていることがめずらしくありません。このような状況で「体調の不調を訴える高齢者がいると自分たちでは対処できない」と、すぐに救急車がよばれることになるのは、第三章でも述べました。

迎える病院の側ですが、休日や夜間に患者さんを受け入れる病院は、おもに緊急・重症な患者への救急医療を行う急性期病院になります。なぜなら療養を目的とした病院は救急患者を受けつけていないことが多いからです。

そうなると、突然不具合が起こった重症の患者さんに加えて、急患ではないが老いて体調が悪くなった患者さんがあわせて運び込まれることになってしまいます。救急病院といっても、夜間休日は必要最小限の人数で運用しています。私のいた公立病院は、私のような指導的立場の医師１人と研修医２名で内科の当直を診ていました。当直帯に睡眠がまったくとれず翌朝から外来や内視鏡検査を行うということが当たり前でした。こうした状況の救急病院に老衰の患者さんが運び込まれることは決して良いこととはいえません。

この場合、施設側の対応には大きな問題があります。高齢者は突然重い症状が現れることもありますが、日々観察していれば老いが少しずつ進行して活力を失っていることはわかるはずです。そして、早い段階で家族や訪問医と相談して対応できるはずです。

寝てばかりいたり食事の摂取が少なくなったりするのは老衰の典型的な症状ですが、そうした高齢者をケアすることができないというのであれば、早期に療養のできる病院に移送するなどの対策をとるべきです。施設としてはぎりぎりまで入所してもらったほうが採算もとれるため、少し元気がないぐらいでは次の移送先を探さないのだと、ある施設の職員が教えてくれました。そのような施設ばかりではないとは思いますが、現状では地域の医療システムに支障をきたしてしまうおそれがあります。

どうしても人工呼吸器をつけたいという依頼を、断ることは難しい

困る理由の二つ目は、家族にとって現状が理解し難いことです。家族に連絡がついた場合でも遠方のため電話で病状説明をしなければならないことがあります。

家族は実際の様子を見ていないため、あまり実感がわかず「えっ、そんなに悪いのですか」ということになります。このとき私は、家族が来院するまでの間に非常に具合が悪くなった場合、点滴やマスクで酸素を吸ってもらう処置は行うが、人工呼吸器をつけたり心臓マッサージをしたりという救命処置は行わないほうが良い、と説明し承諾を得るよう努力します。

加齢による体調の悪化が入院の理由だと説明すると多くの家族は理解してくれますが、なかにはできることをすべて行ってほしいと要求する人もいます。

また、私の経験では、アメリカから自分が帰国するまでの間、なんとしても命を繋いでくださいと懇願されたケースもあります。しかし、人の命はわれわれ医師がどれだけ努力をしても、終わりが来るときは来てしまいます。こうしたやり取りを深夜や早朝に電話で行うことは、たいへんな労力なのです。

80歳や90歳の高齢者に、人工呼吸器をどうしてもつけたいと依頼された場合、それが医学的に明らかに意味のないことだとわかっていても、現実的に断ることは難しいのです。処置を行わずに看取った場合、医師や病院の不作為を死亡原因として追及されることが十分に予想されますし、そうした民事訴訟を得意とする弁護士も増えています。

たとえ裁判で医療者側が勝訴したとしても、交渉や裁判に費やすお金や時間は想像を絶するものです。したがって、現状では求めに応じて行わざるをえないと考えている医師が多数だと思います。

私は、患者さんの家族とは、電話であっても十分にお話して結論を出すよう努めていますので、こうしたケースは限られてはいますが、どうしても理解が得られない場合もあります。自分の医師としての仕事や人生を棒に振ってまで、医学的な正義を貫く自信はないのが正直なところです。

延命のために一つの処置を行うと、次に、それを維持するために別の手段が必要になる

困る理由の三つ目は、幸いにも患者さんの状態が一時的に安定したとしても、もうもとの施設には戻れないという現実があるからです。新たに療養できる病院や施設を探すには時間がかかります。遠方に住んでいて頻繁には来院できない家族とともに、今後の方針を考え、家族が負担可能な金額の施設でかつ患者さんの状態を受け入れられる施設を探さなければなりません。

ベッドが空くまで2、3か月待たなければならないこともめずらしくありません。少しでも口からゼリーなどを食べることができれば、看取りまでケアしてくれる高齢者施設に入所することもできます。しかし、食事がまったくできなければ施設への入所は困難なので、療養のできる病院を探すことになります。胃に穴をあけてチューブから栄養を流し込

む胃瘻《ろう》や、大きな血管にカテーテルとよばれる管を入れて栄養分の入った点滴を継続する中心静脈栄養という処置が選択されることが多くなります。

まったく意識もなく、手足も動かせない高齢者ならこうした処置を継続することは難しくはありませんが、寝たきりだけど手や足を動かせる高齢者のなかには、胃瘻のチューブや中心静脈栄養のカテーテルを自分で抜いてしまうこともあります。こうなると再び内視鏡でカテーテルを入れなおしたりしなければならないばかりか、自分で抜いてしまうときに誤って栄養剤が肺に入ってしまったり、カテーテルを入れていた血管から出血をしたりすることもあります。

それを防ぐために、今後はつなぎのような服を着せられたり、両手にミトンをはめられたりという身体拘束という処置が取られることがあります。

できるだけそのようなことはしたくないのですが、私の経験上やむをえないことは多いと感じています。年齢に逆らって延命のために一つの処置を行うと、次にそれを維持するために別の手段が必要になります。そうしているうちに高齢者の自由はどんどん奪われ、残された人生の質もはなはだしく損なわれてしまいます。悲しいかな、これが現実なのです。

「(胃瘻は)私は嫌だけど、母には長生きしてほしい」

ある娘さんから寝たきりの母親に胃瘻をつくりたいと申し出があったとき、思い切って「ご自分がお母さんだったらどうしてほしいですか」と聞いてみました。

「私は絶対に嫌だけど、母には長生きしてほしい」

多くの人は親のためというより、自分の選択に対して後悔がないようにという心理がはたらいているように思います。人間は弱い生き物ですから、仕方ないのかもしれません。でも、もう少し、前もって備えていたら、結果は同じではないかもしれません。

親の高齢化に備えて、家族にもできることはあります。

親が元気なうちから、動けなくなったときはどうしてほしいか、食事が摂れなくなったときはどうしてほしいかきちんと聞いておくことです。また、老衰や病気で死に直面したときの延命処置を希望するかどうかについても、話し合ってしておく必要があります。

大切なのはこうしたやり取りを、一部の兄弟姉妹だけで行わず、家族全員で共有することです。親の希望であれば、子の希望でそれを覆すケースはかなり減ってくるのではないかと思います。

親を施設に入れる際も十分な調査が必要です。入所できる施設が少ないため贅沢なことはいっていられないかもしれませんが、少なくともその施設で何ができるのか、できないのかきちんと把握しておくべきでしょう。

慢性疾患の通院先は自由に選べるのか、訪問をしてくれる医師はいるのか、専属の看護師はいるのか、夜間の体制はどうか。そして、具合が悪くなったときにどこまで面倒をみてもらえるか確認することも重要です。とくに看取りまで行う施設なのかどうかは重要なポイントになると思います。

親の介護や処遇をめぐって子どもたちが対立している場面に遭遇することもあります。早い段階から親をふくめて家族すべてで話しあい、後悔のないよう備えることが肝要だと思います。

医療ツーリズムで日本の医療は変わるのか

ベトナムで医療をしていると、海外で医療を受けてきたベトナム人が多いことに気づきます。

「シンガポールで人間ドックを受けてきた」

「タイで心臓の治療をしてステントが2本入っています」

美容整形では韓国が人気です。ベトナムは韓国同様、美容整形に対する心理的垣根が低く、ハノイには韓国から進出してきた美容整形クリニックが複数あります。韓国のファッションに関心のあるベトナム人が多いため、衣料品の買い物と、豊胸や小顔の手術を兼ねて韓国を訪れるベトナム人もいます。

海外で医療を受けるベトナム人が増えているのは、ベトナムの医療水準がまだ十分でないことによります。日本では、どの地域でも一定水準以上の医療が受けられるため、海外に医療を受けに行くことに馴染みがありません。ときに目にするのは、移植医療を受けるために海外に渡航する例です。

ＡＳＥＡＮ諸国で比較した場合、千人あたりの乳幼児死亡率は、マレーシアが5人、タイが11人なのに対し、ベトナムは19人で、日本の１９６０年代の水準となっています。社会主義体制であるにもかかわらず貧富の差は拡大しており、メルセデスベンツやレクサスが街のあちらこちらで走っているかと思えば、満足に医療が受けられない人もいます。格差社会のなかで、中流階級以上のベトナム人のなかには、より質の高い医療を求めて外国で医療を受ける人が増えているのです。

「アジアの医療ハブ」はシンガポール、猛追するタイ

医療行為を受ける目的で海外に渡航することを「医療ツーリズム」といいます。アジア諸国では医療ツーリズムが成長産業ととらえられており、各国で患者さんの受け入れに力を入れています。

シンガポールは「アジアの医療ハブ」を目指しており、複数の行政機関と医療業界が連携し質の高い医療を希望する外国人を積極的に誘致しています。

シンガポールの旅行代理店は、国内の大手私立病院と協力関係を有しており、旅行代理店の担当者は患者の症状を医師に伝えて個別に話し合い、受診目的の旅程を組む仕組みが構築されています(7)。

シンガポールの医療制度や医療水準の高さは世界的にも評価されており、世界保健機関(WHO)の「医療制度ランキング」では、アジア第1位(世界6位)で、日本は第2位(世界10位)となっています(8)。こうした医療水準の高さと国家戦略によって、シンガポールにはインドネシアやマレーシア、ベトナムなどから大勢の患者が訪れています。

医療ツーリズムにおいて、シンガポールを猛追しているのがタイです。医療ツーリストが入国する際は、簡易な手続きでビザを取得できるなど、国が積極的に誘致に乗り出しています。また、シンガポールとは異なり、観光資源が豊富なことも強みとなっています。

私もタイに赴いて、医療ツーリズムに熱心ないくつかの病院を見学しましたが、施設は高級ホテルなみで、日本語のみならず、アラビア語やロシア語専用の受付を完備しており、たいへん驚きました。タイの医療機関は、ここベトナムでも積極的に広告宣伝を行っており、ベトナムで発行されている日本語のフリーペーパーにも、健診の案内が毎号のように掲載されています。

医療ツーリズムで、国内の保険診療の質が下がる？

このような動きに対して、日本政府はようやく医療ツーリズムで訪日外国人客の誘致増を後押ししようと新成長戦略に盛り込む方針のようです。

報道によると、医療産業の海外展開を支援する一般社団法人メディカル・エクセレンス・ジャパン（ＭＥＪ）が、外国人受診者の受け入れ体制の整った医療機関のリストを作成し海外に発信したり、医療機関と旅行会社などが連携したりして、受診者数を増やす計画を実施しています。

おもに開業医が加入する日本医師会は、営利企業が関与する組織的な医療ツーリズムには反対しているようです。営利企業は、診療報酬に縛られず、自由価格の医療市場が拡大することを期待するので、医療の質が担保できなくなったり、混合診療の全面解禁が後押しされて公的医療保険の保険給付範囲を縮小させるおそれが出てきたりするためだと主張しています。

しかし、医療機関が保険外診療で潤うことと、保険診療の質が下がったり混合診療が全面的に解禁されたりすることがどのように関係するのか、たいへんわかりにくい印象のある議論です。

アジア諸国で医療ツーリズムに力を入れている国々を見る限り、医療ツーリズムを推進することで観光振興に良い影響を与えています。医療機関が保険外診療で収益をあげれば、日本人を対象にした保険診療で多少の赤字が出ても、病院全体の収益でカバーすることができます。

街中のすべての病院で外国人を受け入れるわけではないので、大きな混乱が起こるとは思えません。外貨獲得や観光振興、日本の医療技術力のPRなどの面を考えると、国益にかなっているのではないでしょうか。

医療ツーリズムは、たんなる健診や、すでにシンガポールやタイが成果をあげている関節の治療、心臓カテーテル治療などを、後追いのかたちで取り入れても勝負はできないと思います。わが国が得意とする、不妊治療やがんの重粒子線治療、将来的にはｉＰＳ細胞を用いた再生医療などが医療ツーリズム誘致の候補になるかもしれません。

日本の再評価は、医療が担うかもしれない

日本では訪日外国人の数が増加し、「おもてなし」という言葉が流行するなど、外国人の訪日に向けて、さらなる取り込みに力を入れています。しかし、どれだけ「おもてなし」をしてみても、言語でのコミュニケーションが不自由では満足度があがりません。

外国人が日本を訪れて不便に感じることは、街中でＷｉ－Ｆｉがつながらないことと、日本人が英語をしゃべることができないことだといいます。じつは治療目的で日本を訪れたことのあるベトナム人も同じことをいっています。日本の病院での最大の不満は、病院で医師にもスタッフにもほとんど英語が通じなかったということだそうです。ベトナム人の富裕層や高学歴の若者の多くは英語を話します。英語で苦労している私も他人のことはいえませんが、外国人を惹きつけるためには英語でのコミュニケーションができる医療関

係者を増やすことが必須だと思います。

日本がナンバーワンで、黙っていても外国人が関心を持ってくれる時代はすでに終わっています。私もふくめ日本人は、もっと自らを売り込む努力をしなければならず、その最大のコミュニケーションツールが英語であることを、医療者もまた自覚しなければなりません。医療ツーリズムで訪日した外国人が、日本の医療や景勝地の「おもてなし」を評価してくれれば、それが日本の良さを再評価する端緒になるかもしれません。

医者と患者の、双方が不幸な状態は続いている

勤務医は拘束時間が長く、職務内容も過酷で疲弊しているといわれ続けてひさしいのですが、現場でこうした状況が改善されていると感じたことは、正直これまでありませんでした。医師の奉仕精神を美化する声もありますが、医師が疲弊すると診療の質が低下するばかりか、医療事故を起こす原因にもなりかねないことは、前にも述べました。病棟で患者さんを診ていると、正直なところもっと看護師にも医療行為を手伝ってほしいと思うことがあります。

医療現場改革の救世主となる？　ナースプラクティショナーとは

アメリカをはじめとする一部の国では、独立して一定の医療行為ができる、医師と看護師との中間職種があり、医療現場で活躍しています。

この中間職種は「ナースプラクティショナー」（NP）とよばれるもので、大学院の修士課程を修め認定試験に合格して資格を得た専門家です。
当初は医師不足を解消するために1965年にアメリカで導入されました。医師の補助の他、医師が不足した地域などで初期症状の診断、検査、処方、投薬などを自ら行うことができます。

アメリカの場合、ナースプラクティショナーはファミリー科（家庭医のようなもの）、成人科、老年科、婦人科、小児科、救急科、新生児科、精神科などの分野に分かれており、300以上の大学で講座が開講されています。アメリカナースプラクティショナー協会のホームページによると、現在20万5千人以上のナースプラクティショナーが活躍しており、とくに貧困層の多い地域や過疎地などで、初期診療や慢性疾患の継続診療など幅広い分野で活動しています。

じつは私はナースプラクティショナーのことを5年前まであまり知りませんでした。
2011年3月の東日本大震災の発生直後、私は宮城県気仙沼市で医療活動を行ったのですが、そこにはアメリカで活躍しているナースプラクティショナーの女性が支援に訪れていました。私は避難所となっていた気仙沼市の階上《はしかみ》中学校を拠点に、診療や救急患者の搬送などを行い、医療活動をともに行いました。

当初は彼女の能力に対し半信半疑で接していましたが、知識が豊富で訓練も受けており、特定の医療知識にかんしては日本の数年目の医師に匹敵すると感じました。

避難所で遭遇した疾患は、津波で流された際の外傷や不眠、便秘、感冒症状から肺炎まで多岐に渡り、ナースプラクティショナーや日本の看護師たちと協力しながら問診や診察、巡回診療を行いました。災害医療という特殊環境下ではありましたが、この職種が診療の大きな助けになりうるのではないかと魅力を感じたことを覚えています。このとき感じたことは、日本外科学会誌に記していますので、誰でもアクセスできます(9)。

「患者に不幸な結果をもたらすだけ」と日本医師会

ナースプラクティショナーについては、国内７つの大学院で修士号の取得課程が開設されています。しかし、現時点でナースプラクティショナーは制度化されていないため、修士号を取得することはできても、資格を得ることはできません。日本では離島や過疎地以外に高齢者施設での入所者の健康管理や、医師不足が深刻な刑務所でも健康管理等にも力を発揮できるのではないかと考えます。

ナースプラクティショナーをめぐっては、日本看護協会が過去に日本版ナースプラクティショナー創設と法制化を要望していますが、日本医師会は、診療行為は高度な医学的判断や技術を担保する資格の保有者によるものでなければ患者に不幸な結果をもたらすだけだとして反対しています。

たしかに、ナースプラクティショナーの質をどのように担保するかという問題や、実際の医療現場で医師とナースプラクティショナーがどのように協業するのかという問題があることは間違いありません。しかしながら、医師の偏在や過重労働が長い期間放置されているという現実は、医師と患者の双方にとって不幸な状態といって良いのでないでしょうか。ナースプラクティショナーが増えれば、開業医の領域が侵されると考える人もいるのかもしれませんが、当初から多くの分野に門戸を開くのではなく、まずはいくつかの専門分野に限って制度化をはかり、その成果や問題点を洗い出してみることもできるはずです。

新しい制度の負の部分だけをクローズアップしていては、前に進むことはできません。トライアルアンドエラーで医療現場を改革していくことが必要なのではないでしょうか。

健康は究極の理想論かもしれないが、理想に近づこうという努力を

人が健康であるとはどのような状態を指すのでしょうか。

医学生のとき、「健康とは何をさすか」と授業で触れた教授がいました。その問いかけへの一つの答えとして、「世界保健機関（ＷＨＯ）では、健康についてどうとらえているか」という解説がありました。

ＷＨＯ憲章では、その前文で「健康」について、こう定義しています。

Health is a state of complete physical, mental and social well-being and not merely the absence of disease or infirmity.

翻訳すると「健康とは、病気でないとか、弱っていないということではなく、肉体的にも、精神的にも、そして社会的にも、すべてが満たされた状態にあることをいう」となります。（日本ＷＨＯ協会ウェブページより）

ＷＨＯのいう健康は究極の理想論です。しかしわれわれは、理想にははるか遠くにいる

ことを自覚し、少しだけでも理想に近づこうという努力を行う必要があると思います。

健康になろうとしてもなれない日が来るかもしれない

医療技術や医師の質を見る限り、日本の医療レベルが世界で上位にあることはまぎれもない事実です。

しかし、今後後期高齢者が増え、若い世代が彼らの医療や福祉を支えなければならなくなる日はもうそこまできています。それにもかかわらず、わずか三割負担でどこの医療機関でも受診できる私たちは、現状を甘受するのみで、近い将来の医療費の財源について少しでも考えたことがあるでしょうか。

磁力で体の映像を撮影するＭＲＩは、日本は人口１００万人に対して47台、経済協力開発機構（ＯＥＣＤ）加盟国の平均は13・３台です。なんと素晴らしい国だという意見もありますが、安易な画像検査が行われていることも考えなければなりません。

費用対効果を考えると、これだけの数の機材が各施設に必要なのか議論する必要があるでしょう。医療費の財源が枯渇する日はもうすぐそこに来ています。肉体的に健康になろうとしてもなれない日が来るかもしれないのです。

社会のさまざまなところで噴き出す「不健康」

精神的、社会的に満たされた状態を実現するためには、医療の力だけでは到底およばない問題が山積しています。

「すべての女性が輝く社会づくり」といいながら、託児所が不足し、子どもを預けることのできない母親たちは、仕事を辞めるという選択をせざるをえない状態です。「保育園落ちた日本死ね!!!」のネットの書き込みは、国会でも取り上げられ大きな話題にもなりました。

川崎市の高齢者施設では、入所者をベランダから投げ落として死なせた職員が逮捕されましたが、報道では、この職員の特殊な性格よりも、日本の介護現場での過酷な労働環境のほうに焦点があてられています。

みなさんには意外に思われるかもしれませんが、現在の日本では性感染症の梅毒が増えています。梅毒はすでに日本の社会にとって克服された「過去の病」と認識されている方も多いかもしれませんが、２０１１年から増加に転じた梅毒の感染症例は、２０１４年には前年比37％増の１６７１件と急増しました。さらに２０１５年は10月末時点２千件を超え、急激な増加を示しています。

これまでは男性同士の性的接触による感染が増えていましたが、２０１５年は異性間の性的接触による感染が増えました。この背景には、わが国の性風俗が変化している可能性があります。性という人と人とのコミュニケーションから感染が広がる病だけに、たんに病気の治療という枠組みのみでは是正できない、複雑な社会的な要因が背景に存在するはずです。

特定の国の人を名指して批判し排斥しようというヘイトスピーチにも、われわれはなすすべがありません。病的だといっても過言ではない彼らの行動を、「言論の自由だ」という、うわべだけの健全さ維持しようとする一部の意見が跋扈《ばっこ》し、規制する法整備すら進まない状態です。

わが国の社会のさまざまな分野で、むしろ不健康といったほうが適当な事象が次々と明るみになっています。

本当に必要か？　コストで見るとわかってくる

私はこうした問題の解決する方法の一つとして、すべての分野においてコスト意識を徹底することが必要だと考えています。

ベトナムで医療を始めるにあたり驚いたのは、採血やレントゲン検査の料金表を待合室などに掲示しなければならないという規則があることです。採血であれば白血球や血小板を計測する場合はいくら、腎機能をみるクレアチニンならいくらと、項目ごとに記載されています。

私の病院でも、私がレントゲン検査や採血などをコンピュータでオーダーすると、各検査費用の合計が患者さんに見えるかたちで表示されます。それを患者さんが受け入れるなら、検査に進み、払えないなら、いくつかの検査を話し合いのうえで削除して検査に行ってもらいます。

誤解していただきたくないのですが、私が「コストで考えて検査項目を選択すれば良い」といっているわけではありません。コスト意識を持つことで無駄を省くことができる可能性があるといいたいのです。

一方日本では、診察室のなかでは検査のコストのことはまったく話題になりません。すべての検査と診察が終わり、会計に行った時点ではじめて支払い金額がわかります。２０１１年からは、患者さんが医療の中身やコストを確認できるよう、明細書の発行が義務付けられています。しかし、これは帰宅するときになって、かかった費用の明細が明かされる仕組みです。

いったん医師と顔を合わせ、では検査に行きましょうといわれる際に、どのような検査が予定され、それに対していくら支払うということがわかっていれば、患者さんだけでなくオーダーを行う医師の側も、コストとその効果に対して慎重に検討するようになると思います。

たとえば胸痛で来院した患者さんに胸のＣＴ検査を行うとします。

CTの撮影の保険点数は900点と定められおり、これは9000円です。三割負担の人の自己負担額は2700円になります。一方胸部レントゲン撮影は正面と側面の2枚セットです。85点×2で170点、1700円となり自己負担は540円です。本来はレントゲン撮影で十分なのにCTを選択した場合は、全体では7300円の損失、患者さんは2160円を余計に払うことになります。

実際に診察室で値段を見ながら検査を選択することは非現実的ですが、医師も患者さんもどれだけコストのかかる検査を行うか知っておくことは、適切な検査を選択するうえで非常に大切です。電子カルテが整備されつつある現在において、診察室のディスプレーに検査費用をわかりやすく表示することは、簡単にできるはずです。こうした取り組みはすぐにでも実施したほうが良いと、私は考えています。

価値観が異なるものにも、一度コストという物指しをあててみる

こうした取り組みは他の分野にもあてはまります。

保育所に子どもを預けられず、母親が仕事を辞めざるをえなくなった際の逸失労働力や

税の減収は容易に計算できるはずです。数字で現実を突きつけられると、各自治体や国は是正しようと動かざるをえません。梅毒の増加についても同じです。梅毒が増えることで必要となるのは治療費だけではありません。

梅毒が増えているということは、無防備なセックスが増えていることの言い換えであるため、ＨＩＶ感染が増える可能性も意味します。また、性感染症が原因で不妊になることもあるため、不妊治療に費用がかかることも想定する必要があります。啓蒙活動やコンドーム⑽の配布などでこうした費用が抑えられる可能性があり、早急な取り組みが必要といえます。

ヘイトスピーチですら同じです。警備には大量の警察官の人件費が導入されます。ヘイトスピーチの活動は銀座など人目につきやすい場所で行われているため、外国人の目につきやすく、観光立国を目指すわが国にとっては大きな痛手になるはずです。こうした逸失利益を数値化することで、損失の規模がより現実的になるはずです。

健康、風俗、道徳。これらは非常に大切ですが、どこかふんわりとしたイメージであるうえ、人によって価値観が異なるだけに、共通した認識を持ちにくいという特性があります。だからこそ、これらを費用に換算して考察することで、われわれが取らなければならない方向性を明示していく必要があるのだと思います。

外国人看護師、介護福祉士に、社会の一員として活躍の場を

「移民の受け入れ」にかんして、現在世界が揺れています。これはシリア内戦やイスラム教原理主義者によるテロの問題に端を発し、ヨーロッパやアメリカで激しい議論の対立を生んでいます。

ヨーロッパでは、移民の問題について以前から長い間議論が繰り返され、そのなかから「国民１人ひとりを社会の構成員として取り込む」社会的包摂（ソーシャル・インクルージョン）という考え方が生まれました。「１億総活躍国民会議」に出席したタレントの菊池桃子さんが、その際の記者会見で「１億総活躍」はわかりにくいので、ソーシャル・インクルージョンという名称にするように提言したことが話題となったので、この言葉を憶えている方も多いかと思います。

技能実習生は、人手不足解消の便利な労働者ではない

ヨーロッパで長年議論の対象となった移民の受け入れこそが、わが国では医療や保健の分野の問題を解決する可能性があると考えています。

現在わが国は、「技能実習生」としてアジア諸国から外国人を受け入れています。技能実習生とは、わが国が先進国としての役割をはたしつつ国際社会との調和ある発展を図っていくため、技能、技術又は知識の開発途上国等への移転を図り、開発途上国等の経済発展を担う「人づくり」に協力することを目的とする(11)、とうたわれています。

現在、農業や製造業等の分野に中国やベトナムなどから実習生を受け入れていますが、彼らをたんなる人手不足解消の人員としか考えていない現場があり、低賃金で酷使された実習生たちが、帰国後に日本に対して悪いイメージを持つ例が非常に増えています。この制度は、人手不足に悩む中小企業の工場や建設現場に、本来入国が禁じられている単純労働者を供給する手段として利用されているという批判が出ています。

医療と福祉の分野では、ベトナム、フィリピン、インドネシアとの経済連携協定（EPA：Economic Partnership Agreement）によって、看護師と介護福祉士候補者の受け入れを行っています。厚生労働省によると、これまでに三国併せて３千人あまりが入国しています。このうち看護師候補者はおよそ千人、介護福祉士候補者がおよそ2千人です。

看護師だけを見ると、これまでの合格者は過去七年間でわずか１５４人、２０１５年の看護師国家試験の合格者は26人で合格率は７・３％と低迷しています。

低迷の理由にはさまざまな分析がなされていますが、日本語の読み書き能力に非常に重きを置いている結果、ハードルが高くなってしまっているという意見が多く聞かれます。

私はベトナムの状況しかわかりませんが、ベトナム人は非常に勤勉で性格が温和であり、日本人との親和性が高いと感じています。とくに若い世代は非常に勉強熱心で、日本人の若者とは比較にならないほど、英語も話すことができます。

彼らはこれまで、日本での医療、介護に非常に関心を持っていましたが、試験の合格率が低いことや、現場での日本人のアジア人に対する差別的な目線を嫌い、最近では日本ではなく外国人に寛容なドイツ行きを希望する人が増えています。

わが国の一員として

厚生労働省は、ＥＰＡによる看護師候補、介護福祉士候補者の受け入れは、「看護・介護分野の労働力不足への対応として行うものではなく、相手国からの強い要望に基づき交渉した結果、経済活動の連携の強化の観点から実施するもの」としており、上から目線の感が否めません。

人材不足にあえぐ日本はもはや支援する立場ではなく、アジア諸国の優秀な人材に助けてもらう立場なのではないでしょうか。

わが国はまず、看護や介護の分野で慢性的な人手不足に陥っていることを素直に認めるべきでしょう。そのうえでアジア諸国の優秀な人材の力を借り、難局を乗り切ることが求められていると思います。そのためには、看護師や介護福祉士候補者に難解な日本語を習得させることに重きを置くのではなく、能力のある人材を積極的に活用する視点から、受け入れを行うべきです。

また看護師や介護福祉士の試験に合格した人に対しては希望すれば永住資格の付与や家族をよび寄せることなどについても認め、「１億総活躍」社会のわが国の一員として迎え入れることを検討しなくてはならないタイミングに来ています。

(1)平成25年度　国民医療費の概況　厚生労働省
(2)カントリーノート　医療支出：他国と比べて日本はどうか？　２０１５年７月７日　ＯＥＣＤ
(3)厚生労働省ホームページ「平成28年度診療報酬改定について」より
(4)「国内で薬事法上未承認・適応外である医薬品について」国立がん研究センター先進医療評価室
http://www.ncc.go.jp/jp/about/senshiniryo/senshiniryo_01.html
(5)Medical School Accreditation Requirement for ECFMG Certification
http://www.ecfmg.org/about/initiatives-accreditation-requirement.html
(6)狭くなった血管の中に入れて拡張することができる網目状の小さな金属製の筒
(7)医療制度と医療ツーリズムに見るシンガポールの戦略, Clair Report No. 398 (Apr17, 2014)（一財）自治体国際化協会
シンガポール事務所
(8)MEASURING OVERALL HEALTH SYSTEM PERFORMANCE FOR 191 COUNTRIES, GPE Discussion Paper Series:
No. 30, WHO
(9)東日本大震災被災地で日本人ＮＰ／ＰＡと協働して　日外会誌１１２（４）：２８８・２９１、20
(10)コンドームの使用で全ての性病が防げるとは限りません。
技能実習制度推進事業運営基本方針　厚生労働大臣公示　平成26年４月１日一部改正

おわりに

医師になって4年が経った2009年、記者を辞め医学部に編入学して感じた違和感や、研修医時代の生活について記した『医者の言い分』(中経出版)を上梓しました。このときたいへん興味深かったのは、現役の医師たちからは「医療の世界を悪く描くべきではない」という批判的なコメントが寄せられた反面、看護師や病院職員などの医療関係者や、一般の読書からは、私の意見に賛成する意見が多く寄せられたことでした。

私はこれを、「医師と医師以外の医療従事者」「医師と一般の人」の間には、考え方や感じ方に大きな開きがあることを、如実に示したものととらえました。

やがて、医師として仕事を続けていくうちに、今度は医師の側へと心情がシフトしていく自分に気づきました。ときに、医師の世界に染まるのはまずいと、自分にいい聞かせた時期もありました。

しかし、医師になり10年をすぎると、技術や知識をそれなりに習得したからなのか、日々の診療や気持ちに多少余裕が生まれてきます。すると今度は、「記者時代に医師に対して抱いていた感情」と、「医師としての感情」を、冷静に比較しながら考える時間を持つことができるようになりました。

現在、私は、ベトナムの首都ハノイの総合病院で、専門分野の呼吸器科診療の他、ベトナムで生活する日本人や欧米人などの外国人（ベトナム人から見た）を対象にした外来に携わっています。ベトナムから垣間見る日本の医療は、アジア諸国から激しい追いあげを受けているにもかかわらず、国際競争に対する危機感に乏しく、発展のための次の一手を打てずにいる、どこかもどかしい姿です。

高齢化を迎えて萎縮する日本とは対照的に、ベトナムの発展は劇的です。医療水準が低いベトナムがいま見つめているのは、残念ながら日本ではなく欧米の先進的な医療です。ベトナムの国立病院は、日本の国際協力機構（ＪＩＣＡ）のプロジェクト等で多額の金銭的支援を受けてはいますが、支援を受けたベトナムが購入を希望するのは、日本製ではなくドイツのシーメンス社等の欧米の医療機器です。日本の国際競争力は、医療の分野でも陽が陰りはじめているのです。

日本で医療に携わっていた頃は、日々の医療に充実感を得ていた一方、患者さんと医師、あるいは患者さんと医療機関との、考え方のギャップに危機感を覚えていました。

いま、私は、このような医療の国際競争などをふくめて、本書で述べたような、もっとさまざまな危機感を感じています。

本書を読んでいただいたみなさまが、これからの日本の医療のあり方について考えるきっかけとして、拙文がお役にたつことができたならば幸いです。そして、日本の医療が、アジアや世界の良い手本となり続けることを願ってやみません。

本書の内容の一部は、私が現在連載をさせていただいている「月刊リベラルタイム」（リベラルタイム出版社）の「記者から医師に転身した野田一成の診療日記」にヒントを得ています。本書の出版にあたって、私とディスカヴァー・トゥエンティワンの干場弓子社長を結びつけてくださった、東京女子医科大学の西田博医師に感謝申し上げます。

最後に、本書に対する率直な批判、提言、意見等をいただき、わが国の医療を一緒に考えていただけることを、切に願います。

2016年　ハノイにて　野田　一成

ディスカヴァー携書 164

患者は知らない 医者の真実

発行日 2016年4月15日 第1刷

Author 野田一成

Book Designer 石間 淳

Publication 株式会社ディスカヴァー・トゥエンティワン
〒102-0093 東京都千代田区平河町2-16-1 平河町森タワー11F
TEL 03-3237-8321（代表）
FAX 03-3237-8323
http://www.d21.co.jp

Publisher 千場弓子
Editor 林秀樹

Marketing Group
Staff 小田孝文 中澤泰宏 吉澤道子 井筒浩 小関勝則 千葉潤子
飯田智樹 佐藤昌幸 谷口奈緒美 山中麻吏 西川なつか 古矢薫
米山健一 原大士 郭迪 松原史与志 蛯原昇 安永智洋
鍋田匠伴 榊原僚 佐竹祐哉 廣内悠理 伊東佑真 梅本翔太
奥田千晶 田中姫菜 橋本莉奈 川島理 倉田華 牧野類
渡辺基志 庄司知世 谷中卓
Assistant Staff 俵敬子 町田加奈子 丸山香織 小林里美 井澤徳子 藤井多穂子
藤井かおり 葛目美枝子 竹内恵子 清水有基栄 伊藤香 阿部薫
常徳すみ イエン・サムハマ 南かれん 鈴木洋子 松下史
永井明日佳

Operation Group
Staff 松尾幸政 田中亜紀 中村郁子 福永友紀 杉田彰子 安達情未

Productive Group
Staff 藤田浩芳 千葉正幸 原典宏 三谷祐一 石橋和佳 大山聡子
大竹朝子 堀部直人 井上慎平 林拓馬 塔下太朗 松石悠
木下智尋 鄧佩妍 李瑋玲

Proofreader, DTP 株式会社T&K
Printing 凸版印刷株式会社

ISBN978-4-7993-1860-7

携書ロゴ：長坂勇司
携書フォーマット：石間 淳